U0305408

中华
经典通识

《本草纲目》通识

王家葵——著

中華書局

图书在版编目（CIP）数据

《本草纲目》通识/王家葵著. —北京：中华书局，2023.7
（2023.10 重印）
（中华经典通识）
ISBN 978-7-101-16204-2

Ⅰ. 本⋯　Ⅱ. 王⋯　Ⅲ.《本草纲目》-研究　Ⅳ. R281.3

中国国家版本馆 CIP 数据核字（2023）第 100774 号

书　　名	《本草纲目》通识	
著　　者	王家葵	
丛 书 名	中华经典通识	
主　　编	陈引驰	
丛书策划	贾雪飞	
责任编辑	周　天　贾雪飞	
封面设计	毛　淳	
责任印制	管　斌	
出版发行	中华书局	
	（北京市丰台区太平桥西里 38 号　100073）	
	http://www.zhbc.com.cn	
	E-mail：zhbc@zhbc.com.cn	
印　　刷	天津图文方嘉印刷有限公司	
版　　次	2023 年 7 月第 1 版	
	2023 年 10 月第 2 次印刷	
规　　格	开本/880×1230 毫米　1/32	
	印张 8¾　字数 130 千字	
印　　数	5001–10000 册	
国际书号	ISBN 978-7-101-16204-2	
定　　价	56.00 元	

编者的话

经典常读常新，一代有一代的思想，一代有一代的解读。"中华经典通识"系列丛书，邀请当今造诣精深的中青年学者，为读者朋友们讲授通识课。希望通过一本"小书"，轻松简明地讲透一部中华传统经典。

本系列丛书由复旦大学陈引驰教授主编，每本书的作者都是该领域的名家，他们既有深厚的学养，又长于深入浅出，融会贯通。每本书都选配了大量相关的图片，图文相生，能增强阅读的趣味性。

希望这套丛书，能成为人们了解中华传统文化的可靠津梁。

目　录

在 1951 年维也纳世界和平理事会上，祖冲之和李时珍被推举为世界文化名人，李时珍遂取代"医圣"张仲景、"药王"孙思邈，成为中国传统医药之代表人物。推考原因，除了受民国以来废医存药论的影响；张仲景南阳太守"官僚"身份，孙思邈道教人物"迷信"背景，在新时代皆不及李时珍方便宣介也。

此后不久，莫斯科大学决定在其主楼会议厅镶嵌世界文化名人肖像，于是向中国政府寻求祖冲之与李时珍的图绘。经时任中国科学院院长郭沫若建

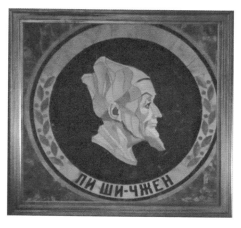

莫斯科大学主楼会议厅世界文化名人肖像之李时珍像

议，这一任务交给人物画家蒋兆和（1904—1986）完成。祖冲之采用科学院副院长竺可桢先生的形象，李时珍则以蒋的岳父，京城"四大名医"之一的萧龙友（1870—1960）为模特，并参考王世贞所撰《本草纲目》序言形容李时珍"晬然貌也，癯然身也，津津然谭议也"造像，稍稍做了一些修饰。李时珍的画像受到广泛好评，就此成为李时珍的标准像（参见赵中振《行天下探岐黄》）。1955年邮电部发行中国古代科学家纪念邮票，全套4枚，分别是张衡、祖冲之、僧一行、李时珍，由孙传哲设计，

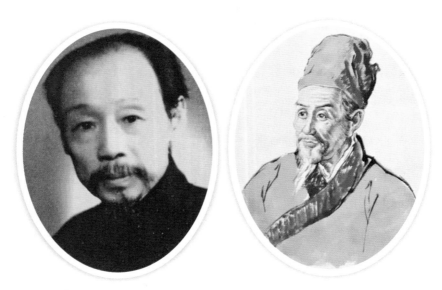

蒋兆和以岳父萧龙友（左）为模特作李时珍（右）造像

即用蒋兆和原图造型，只是改为雕刻版，编号"纪-33"。

集邮界有一个专用名词叫"错版票"，指构图设计或制版印刷环节出现纰漏的邮票。一般在发现错版后会及时收回，外间流传极少，属于珍稀邮品。中国古代科学家纪念邮票已经发行四组，其中1962年发行的第二组"纪-92"之蔡伦，生卒年被标注为"公元前？—121"，因为误植"前"字，遂成为价值不菲的错版票。仔细研究李时珍邮票上的文字，上面的错版

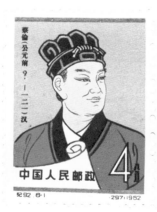 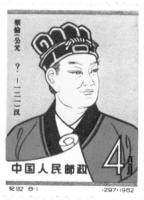

纪-92中国古代科学家（第二组）蔡伦邮票错版（左）与正版（右）

1962年发行的中国古代科学家（第二组）蔡伦邮票，因所标注的生年误加了"前"字，而成为价值不菲的错版票。

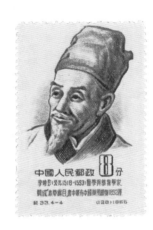

纪-33 中国古代科学家
（第一组）李时珍纪念邮
票

元素较蔡伦的生年更加严重，只是一直无人发现，遂失去成为"错版票"的机会。

邮票发行是非常严肃的事，方寸之地容纳信息有限，更需要字斟句酌，李时珍图像下方两行文字是其生平和成就的高度概括："李时珍（公元 1518—1593）医学与药物学家，辑成《本草纲目》，书中载有中国药用植物 1 892 种。"

仔细审视这段文字，居然有两处明显不妥。

《本草纲目》全书 52 卷，各论分为 16 部，60 类，记载药物 1 892 种。数字是这样来的，李建元《进本草纲目疏》说，《本草纲目》将《证类本草》的药物剪去繁复，得 1 479 种，补录诸家本草 39 种，李时珍新增 374 种，合计药物为 1 892 种，刘衡如先生点校本根据实数统计为 1 897 种。但错误并不在此，而是"中国药用植物"6 个字。如果只看植物药，《本草纲目》实际有 1 097 种，占全部药物的 58%。估计设计者没有理解"本草"二字，所谓"直云本草者，为诸药中草类最多也"，遂将全部 1 892 种都当成植物了。事实上，"本草"一词多数时候都与"药物学"等义，入药涵盖动、植、矿三类，以及少数人工制成品，并不局限于植物。

不仅如此，"中国"二字也不妥。从汉代《神农本草经》开始，就不断有域外药物进入本草，不断累积叠加，《本草纲目》中引种或依靠进口的药物已有 200 余种。如书中记载的番红花、番木鳖，在当时都属于"进口药材"。明代是引进外来物种的高峰时期，一些农作物如玉米、甘薯、南瓜、丝瓜，都在《本草纲目》中首次或较早记载。

第二处是使用"辑"字，这涉及对《本草纲目》学术地位的评价。描述著作权的词汇有著、撰、编、辑、纂等，意思不完全一样。

陶弘景开创了一种"滚雪球"式的本草编著体例，将前代本草完整地收入己著，再加以注释评说。此体例被唐代《新修本草》、宋代《开宝本草》《嘉祐本草》采纳，至北宋末唐慎微作《证类本草》，完全成为资料缀合。《本草纲目》自创纲目体，将前代文献按照释名、集解、发明、辨疑、正误诸项，分类裁割，其中抵牾之处，皆有明确判断，不作骑墙之论；更有许多条目是自己亲闻、亲见，或亲身实践所得。虽然《本草纲目》在"辑书姓氏"中题作"敕封文林郎四川蓬溪县知县蕲州李时珍编辑"，但在卷一开列《历代诸家本草》，其末殿以己

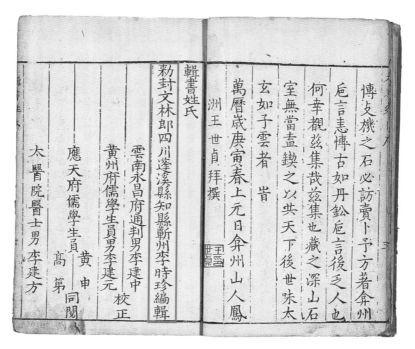

《本草纲目》金陵本"辑书姓氏"书影

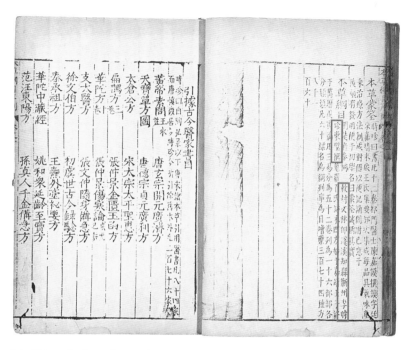

《本草纲目》卷一《历代诸家本草》中对《本草纲目》著作性质的说明

书，提要说："明楚府奉祠敕封文林郎蓬溪知县蕲州李时珍东璧撰。搜罗百氏，访采四方。始于嘉靖壬子，终于万历戊寅，稿凡三易。"

"搜罗百氏，访采四方"，乃言总结文献与实地调研相结合。先说文献，李时珍自承"凡子史经传，声韵农圃，医卜星相，乐府诸家，稍有得处，辄著数言"，《本草纲目》引据本草、医经、方书，乃至经史佛道文献凡八百余家，故王世贞序称赞说：

上自坟典，下及传奇，凡有相关，靡不备采。如入金谷之园，种色夺目；如登龙君之宫，宝藏悉陈；如对冰壶玉鉴，毛发可指数也。博而不繁，详而有要，综核究竟，直窥渊海。兹岂仅以医书觐哉，实性理之精微，格物之通典，帝王之秘箓，臣民之重宝也。

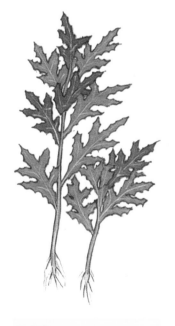

莴蒿图
《食物本草》

格物更须实践，元明间本草家能躬行者不多。比如茼蒿首载于《嘉祐本草》，这是常见菜蔬，汪机在《本草会编》中居然表示"本草不著形状，后人莫识"。李时珍对此十分感叹，在集解项说：

此菜自古已有，孙思邈载在《千金方》菜类，至宋嘉祐中始补入《本草》，今人常食者。而汪机乃不能识，辄敢擅自修纂，诚可笑慨。

因此在《本草纲目》卷一《历代诸

家本草》介绍中对《本草会编》评价极低，谓："臆度疑似，殊无实见，仅有数条自得可取尔。"

李时珍自然是身体力行者，不放过任何考察调研的机会。在《本草纲目》中有通过常识判断，指出前人记载谬误之处。如百合本是常见物种，其鳞茎由数十片鳞瓣相合而成，如陶弘景所

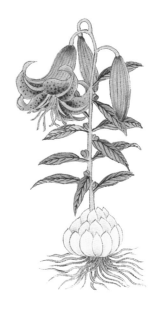

成州百合图

《本草品汇精要》

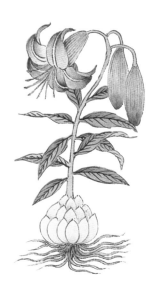

滁州百合图

《本草品汇精要》

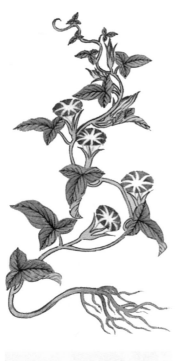

旋花图

《本草品汇精要》

形容"根如胡蒜，数十片相累"，因此得名。宋代《本草图经》误信传说，谓百合"是蚯蚓化成"，李时珍批评说："（百合）未必尽是蚯蚓化成也。蚯蚓多处，不闻尽有百合，其说恐亦浪传耳。"

《本草纲目》中许多论述更源自李时珍的亲自观察体会。比如"旋花"条发明项说："时珍自京师还，见北土车夫每载之，云暮归煎汤饮，可补损伤。则益气续筋之说，尤可征矣。"这应该是李时珍从太医院任上告归，从北京返回家乡时的见闻。

李时珍的家乡蕲州（今湖北省蕲春县）位于大别山南麓，药产丰富，所出白花蛇、艾叶被誉为道地，被称为"蕲蛇""蕲艾"，李时珍在《本草纲目》中都有专门记载。"白花蛇"条说："花蛇湖、蜀皆有，今惟以蕲蛇擅名。然蕲地亦不多得，市肆所货、官司所取者，皆自江南兴国州诸山中来。"又指出蕲州所产区别于其他地区的特征："出蕲地者，虽干枯而眼光不陷，他处者则否矣。故罗愿《尔雅翼》云：蛇死目皆闭，惟蕲州花蛇目开。如生舒、蕲两界者，则一开一闭。故人以此验之。"强调："今蕲蛇亦不甚毒，则黔、蜀之蛇虽同有白花，而类性不同，故入药独取蕲产者也。"

艾叶除了汤药内服，也是艾灸的重要原料，一般以放置陈久者为佳，所以《孟子》说："七年之病，求三年之艾。"艾叶的产地历代不同，明代开始蕲州艾成为道地品种，李时珍的父亲李言闻就著有《蕲艾传》。李时珍在《本草纲目》"艾叶"条结合自己的考察，有详细阐释：

艾叶，本草不著土产，但云生田野。宋时以汤阴复道者为佳，四明者图形。近代惟汤阴者谓之北艾，四明者谓之海艾。自成化以来，则以蕲州者为胜，用充方物，天下重之，谓之蕲艾。

李时珍还专门说："相传他处艾灸酒坛不能透，蕲艾一灸则直透彻，为异也。"早期本草对艾叶的产地记载很少，《名医别录》仅说"生田野"。宋代有北艾（产今河南汤阴）、海艾（产今浙江四明）之分。明代以来，皆以蕲州艾叶为胜。《本草品汇精要》云："艾叶，道地蕲州、明州。"《本草乘雅半偈》受李时珍的影响，特别强调蕲艾，说："艾叶，蕲州者最贵，明州者也佳。蕲州贡艾叶，叶九尖，长盈五七寸，厚约一分许，岂唯力胜，堪称美艾。"

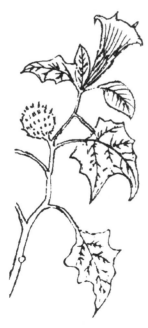

《本草原始》曼陀罗图

除了采访调研，李时珍也亲身尝试。比如曼陀罗花为《本草纲目》首次收载，今天多称作洋金花，所含东莨菪碱有麻醉和致幻作用。李时珍亲自尝试，并记录说："相传此花笑采酿酒饮令人笑，舞采酿酒饮令人舞。予尝试之，饮须半酣，更令一人或笑或舞引之，乃验也。"又说："八月采此花，七月采火麻子花，阴干，等分为末，热酒调服三钱，少顷昏昏如醉，割疮灸火，宜先服此，则不觉苦也。"这其实是元明以来，中医进行清创处理或者小手术所用"麻沸散"的基础配方。

编辑只是搜集前人的著作，汇编成书；撰著则需要著作者构思，且有自己的观点陈述。以上数例足以说明，李时珍虽然谦虚地使用"编辑"一词，后人对待此书，仍应该称作"撰著"，才是实情。

邮票上记李时珍的生卒为"公元1518—1593"，即正德十三年生，万历二十一年卒，其来历也有一段掌故可以陈说。

翻检明代各种文献，并没有李时珍生卒年月的确切记载。李时珍的同乡后学，清初文学家顾景星（1621—1687）为李时珍作传，只是说"年七十六，预定死期，为遗表，授其子建元"，而没有提到具体时间。

据李建元《进本草纲目疏》云："臣故父李时珍，原任楚府奉祠，奉敕进封文林郎、四川蓬溪知县。生平笃学，刻意纂修，曾著《本草》一部，甫及刻成，忽值数尽，撰有遗表，令臣代献。"《明史·李时珍传》说："书成，将上之朝，时珍遽卒。未几，神宗诏修国史，购四方书籍。其子建元以父遗表及是书来献，天子嘉之，命刊行天下，自是士大夫家有其书。"其说即本于李建元疏。

　　根据《明实录》，明神宗诏修国史在万历二十二年（1594）三月，至二十四年十一月，"湖广蕲州生员李建元奏进《本草纲目》五十八套，章下礼部，书留览"。此与晚近出土的李建元墓志铭说"岁丙申冬，公以单骑抵燕京，奉表上"相吻合，丙申即万历二十四年。《明实录》说进呈《本草纲目》58套，显然是印刷本。按照李建元的说法，李时珍在书"甫及刻成"之际，"忽值数尽"，即卒于此书印刷出版后不久。可遗憾的是，《本草纲目》最早的版本金陵本书首只有题署"万历岁庚寅春上元日"的王世贞序，庚寅为万历十八年（1590），这可以视为《本草纲目》开雕时间的上限。换言之，李时珍当卒于万历十八年至万历二十四年之间。另外，如果《明史》说李时珍在神宗诏修国史前夕去世为实情的话，则其卒年上限为万历二十二年（1594）三月以前。

　　20世纪50年代，张慧剑受上海电影制片厂委托创作电影剧本《李时珍》，数次前往蕲春考察，访得由其子李建中、李建元、李建方所立李时珍夫妇合葬碑，树立时间是"万历癸巳中秋"，即万历二十一年（1593）。时间与上述推断皆相吻合，学界于是同意此即李时珍的卒年，同时也是《本草纲目》初版刻成的时间。由此上溯，确定李时珍生于正德十三年（1518）。

不像今天医药分科，古代医家未必精通本草，但本草家绝大多数都是名医，李时珍也不例外，所以邮票上给予他"医学与药物学家"的头衔。李时珍的医学著作有《濒湖脉学》《脉诀考证》《奇经八脉考》，于脉学颇有发明，《四库全书总目提要》评价说："可谓既能博考，又能精研者矣。自是以来，《脉诀》遂废。其廓清医学之功，亦不在戴启宗下也。"李时珍临床治疗亦称妙手，《本草纲目》"灯花"条发明项说："我明宗室富顺王一孙，嗜灯花，但闻其气，即哭索不已。时珍诊之，曰：此癖也。以杀虫治癖之药丸服，一料而愈。"从症状来看，应该是由肠道寄生虫引起的异食癖，所以李时珍用杀虫药治愈。

尽管李时珍以医药驰誉，他的自我定位仍然是儒生。顾景星《白茅堂集·李时珍传》说：

李时珍字东璧，祖某，父言闻，世孝友，以医为业。……年十四，补诸生。三试于乡，不售。读书十年，不出户庭，博学无所弗窥。

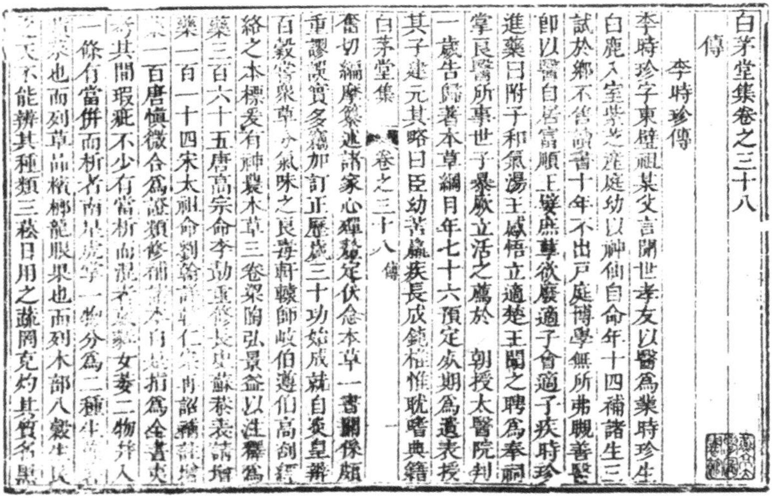
白茅堂集卷之三十八

傳

李時珍傳

李時珍字東璧祖某父言聞世孝友以醫爲業時珍生
白鹿入室紫芝產庭幼以神仙自命年十四補諸生三
試於鄉不售讀書十年不出戶庭博學無所弗闚善醫
卽以醫自居富順王嬖庶孽欲廢適子會適子疾時珍
進藥曰附子和氣湯王感悟立適楚王聞之聘爲奉祠
掌良醫所事世子暴厥立活之薦於 朝授太醫院判
一歲告歸著本草綱目年七十六預定亥期爲遺表授
其子建元其略曰臣幼苦羸疾長成鈍椎惟耽嗜典籍

白茅堂集 卷之三十八 傳 一

奮切編摩纂述諸家心殫釐定伏念本草一書關係頗
重謬誤實多竊加訂正歷歲三十功始成就自炎皇辨
百穀嘗衆草分氣味之良毒軒轅師岐伯遵伯高剖經
絡之本標爰有神農本草三卷梁陶弘景益以注釋爲
藥三百六十五唐高宗命李勣重修長史蘇恭表請增
藥一百一十四宋太祖命劉翰詳較仁宗再詔補註增
藥一百唐愼微合爲證類修補諸本自是指爲全書夾
考其間瑕疵不少有當析而混者如葳蕤女萎二物并入
一條有當併而析者如南星虎掌一物分爲二種生薑
薯蕷也而列草品檳榔龍眼果也而列木部八穀生民
之天不能辨其種類三菘日用之蔬罔克灼其質名照

顾景星《白茅堂集》卷三十八《李时珍传》书影

李时珍虽从父李言闻行医，依然保持儒门本色，其撰著《本草纲目》不仅在纠正、校订旧经古注之“舛缪差讹遗漏”，凡例还专门指出：“虽曰医家药品，其考释性理，实吾儒格物之学，可裨《尔雅》《诗疏》之缺。”所以万历八年（1580）李时珍亲赴太仓弇山园谒当世大儒王世贞，请求王为《本草纲目》赐序。

王世贞对李时珍印象极好，乃作《蕲州李先生见访之夕即仙师上升时也寻出所校定本草求叙戏赠之》为赠，诗云：

李叟维稍直塘树，便睹仙真跨龙去。

却出青囊肘后书，似求元晏先生序。

华阳真逸临欲仙，误注本草迟十年。

何如但附贤郎舄，羊角横抟上九天。

赠诗末句"贤郎"下有注："君有子，为蜀中名令。故云。"这位"为蜀中名令"的贤郎，是李时珍的长子李建中，《蕲州志》有传，其略云："嘉靖四十三年举于乡，六上礼官不第，署河南光山教谕，为诸生授经，束脩转给寒士。升四川蓬溪知县。"李建中在蓬溪任上政绩卓著，按照明代文官父祖封赠制度，外官考满合格父母可以获得对品封赠，《本草纲目》书前李时珍衔"敕封文林郎四川蓬溪县知县"，即由此而来。

"华阳真逸"两句用道书《桓真人升仙记》中陶弘景的典故，说陶弘景修道有"三是四非"，故不得立即升仙。其中第一非即是："注药饵方书，杀禽鱼虫兽救治病苦。虽有救人之心，实负杀禽之罪。"王世贞因此调侃李时珍，何不将后续工作委托给儿子，以便自己轻举飞仙。

不知为何，这篇序言竟拖延十年，至万历十八年才交付。王世贞在序言中回忆初见李时珍的印象——"晬然貌也，癯然

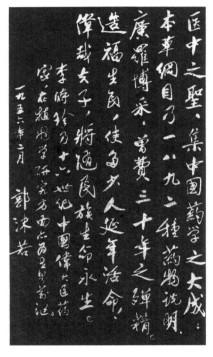

1956 年 2 月，郭沫若为李时珍墓的题词

身也，津津然谭议也，真北斗以南一人"。这是用狄仁杰的掌故，《新唐书·狄仁杰传》谓："狄公之贤，北斗以南，一人而已。"推许之高，非以寻常医药家目之。

由此看来，纪念邮票上寥寥数语确实不足以概括李时珍的成就，郭沫若 1956 年 2 月为修建李时珍墓题词："医中之圣，集中国药学之大成。《本草纲目》乃一八九二种药物说明，广罗博采，曾费三十年之殚精。造福生民，使多少人延年活命。伟哉夫子，将随民族生命永生。"题跋小字说："李时珍乃十六世纪中国伟大医药家，在植物学研究方面亦为世界前驱。"这一评价符合现代价值观，可谓盖棺定论矣。

本草源流 一

回顾古代药物学发展史，有几个关键节点：东汉《神农本草经》成书，可视为药学学科成立的标志；齐梁陶弘景著《本草经集注》，正式确立本草图书修撰体例；唐代显庆年间官修本草，医药学术全面纳入政府管理体系；北宋晚期唐慎微将《嘉祐本草》与《本草图经》整理合编成《证类本草》，因为体例得当而广泛流传，宋以前本草文献赖以保存至今；明代李时珍踵武前贤，检理旧本，"图象绘形，芟复补阙，绳讹解惑"，撰成《本草纲目》，成为本草学术史上的最高峰。因此，欲了解《本草纲目》，首先需要具备古代药物学"通识"。

1. 本草之兴起

药物疗法是先民应对疾病的手段之一，但不是主要手段。

甲骨文能反映殷商人的疾病观念，治疗则以祭祀祈祷最为大宗，极少有涉及药物的卜辞。这一情况也与《史记·扁鹊仓公列传》中"上古之时，医有俞跗，治病不以汤液醴酒"的说法相吻合。

追溯历史，搜集食物更早于寻觅药物，《淮南子·修务训》说："（神农）尝百草之滋味，水泉之甘苦，令民知所避就，当此之时，一日而遇七十毒。"这是先民觅食的真实写照。所以本来是农业神祇的神农氏，渐渐也被赋予医药职能。药物起源于人类有意识的觅药行为。不妨设想一个场景，"神农"在辨识草木滋味、水泉甘苦的过程中，遇到一种叶大型、根黄色的植物，尝试以后，不仅滋味不佳，而且出现严重腹泻，这种被命名为"大黄"的植物当然就被作为"毒"口耳相传了。直到有一次，部落成员抱怨几天不能大便，神农回想起"大黄"的"毒"，于是建议病人少量地尝试，结果可想而知，各种不舒适药到病除，于是获得一项经验，大黄能够"荡涤肠胃，推陈致新"，药物治疗学由此发端。所以晚出的药物著作托名神农，固然出于"尊古贱今"的原因，但特别选中神农也非偶然。

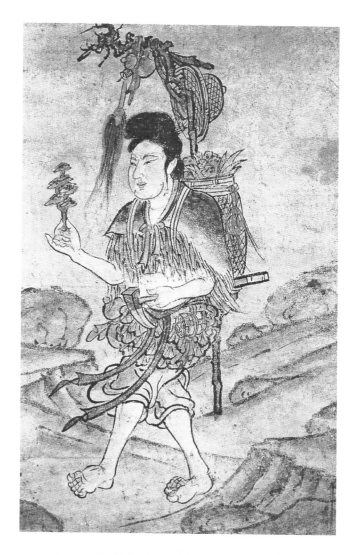

1974年山西应县辽佛宫寺木塔内发现《神农采药图》

神农一手执药锄，一手拈灵芝，背药篓上方悬挂一葫芦。

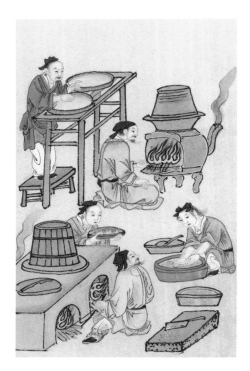

《补遗雷公炮制便览》炮制大黄图

《史记·扁鹊仓公列传》提出病有六不治，"信巫不信医"为其中之一，这可以视为医学摆脱巫术干扰的标志。巫术色彩浓厚的药物慢慢淡出，客观药物成为治疗的主流，药物疗法也逐渐流行。出土文献中《五十二病方》与《天回医简》时间稍有先后，从用药情况分析，正是药物学脱离巫文化的转折点。

《急就篇》是西汉中期黄门令史游编写的蒙学课本，其第二十三章《灸刺和药逐去邪》篇，从"黄芩伏苓礜茈胡"开始，罗列三十余种药物名称，应该是当时医家常用之品，绝大多数沿用至今。而作于秦代的《仓颉篇》，从现在残存的篇章来看，则完全不涉及药物，由此也在一定程度上暗示，客观药

《天回医简》治六十病和齐汤法

2012 年，四座汉墓在成都被抢救性发掘，在位于金牛区天回镇的 3 号墓中，考古人员发现了大量医学书简，它们被称为"天回医简"。

《急就章》（又称《急就篇》）第二十三章《灸刺和药逐去邪》篇拓本

物疗法应开始于西汉，药学著作也应运而生。

在《史记·扁鹊仓公列传》中，扁鹊与仓公分别代表战国和汉初的医疗情况。扁鹊视赵简子五日不知人，疗虢太子尸厥，药物皆非主要；诊齐桓侯之疾，酒醪乃与汤熨、针石并列，也非十分突出。仓公活动在西汉早期，对文帝自述医案十余则，多数用到药物，如：治小儿气鬲病，用下气汤；治涌疝，用火齐汤；治热病气，用"液汤火齐"；治风瘅客脬，亦用火齐汤；治风蹶胸满，用药酒；治气疝，以灸为主，仍用火齐汤调理；治龋齿，用苦参汤漱口；治妇女怀子而不乳，用莨药，复诊用消石一齐；治肾痹，用柔汤；治蛲瘕，用芫华一撮；治迴风，用火齐米汁等。

药物学专著一定是药物疗法广泛实施，并有充分经验可供总结以后，才有可能产生的。在《仓公列传》中，公乘阳庆（西汉医学家）传授仓公的医学著作中有《药论》，这是目前已知最早的药学文献。遗憾《药论》只存书名，具体内容则不得而知。1977 年安徽阜阳双古堆出土西汉早期《万物》竹简，年代与仓公接近，记载药名及简单功效，可算是《药论》的实物标本。

《万物》简中的药物可以分为矿物、动物、植物三类，约 110 种，其中名称完整可识的 90 种，能够明确归类的 76 种。这 76 种药物包括动物药 28 种，植物药 41 种，矿物药 6 种，水类药 1 种。这些药物多数是我们今天仍然很熟悉和经常使用的，有一些则属古今名称有别而实为一物，还有一些现在已不再做药用。《万物》记录药物功效文字简洁，如云："贝母已寒热也"，"姜叶使人忍寒也"，"服乌喙百日令人善趋也"，"牛胆哲目可以登高也"，"燔牡厉止气臾也"，"石鼠矢已心痛也"等。也有一些简单的配伍关系，如云："使人倍力者羊与龟"，"理石朱臾可以损劳也"，"蜱蛸杏核之已痈耳也"，"已瘅以石韦与燕矢也"，"鱼与黄土之已痔也"，"商陆羊头之已鼓胀也"

等。亦有毒性作用的记载，并对毒性加以利用，如"杀鱼者以芒草也"，"杀鼠以蜀椒颠首也"。与《山海经》的记载相比，《万物》所记药效基本上没有巫术色彩，但质朴简略，与《神农本草经》难以相提并论，只能算是本草书的早期状态。

"本草"一词首见于《汉书》，《郊祀志》云："（成帝初）候神方士使者副佐、本草待诏七十余人皆归家。"颜师古注："本草待诏，谓以方药本草而待诏者。"《平帝纪》元始五年又复"征天下通知逸经、古记、天文、历算、钟律、小学、史篇、方术、本草及以《五经》《论语》《孝经》《尔雅》教授者，在所为驾一封轺传，遣诣京师，至者数千人"。两处"本草"皆指本草学术，挟本草学问以备征召。至《游侠传》谓楼护"诵医经、本草、方术数十万言"，此则专指本草之书，故言"诵读"。

但检《汉书·艺文志》"方技略"凡四门，医经、经方、房中、神仙，并没有本草书的痕迹，只是经方类解题提到："本草石之寒温，量疾病之浅深，假药味之滋，因气感之宜，辩五苦六辛，致水火之齐，以通闭解结，反之于平及失其宜者。"言用草石药物组成方剂治疗疾病，此类凡十一家，如《五藏六府痹十二病方》《泰始黄帝扁鹊俞拊方》《汤液经法》

等，书虽不传，从书名可知，皆属于处方集，而非药物专书。最末一种为《神农黄帝食禁》七卷，据《周礼·天官·医师》贾公彦《疏》引作《神农黄帝食药》七卷，应该是谈论食物禁忌者，亦非专门记载药物功效配伍之作。

《汉书·艺文志》没有著录本草之书，但经方类解题提到的寒温、药味、五苦六辛等，已经隐含药学理论，且与后世本草所奉行者基本一致，较《万物》则有质的飞跃。如此而言，楼护所习诵之"本草"，虽未必是《神农本草经》，但其书之性质与学术水平应该大致相当，或者目为《神农本草经》早期传本也无不可。至于《艺文志》不载本草之书，正可能此类著作兴起未久，内府尚无典藏，故目录付阙，不必如章学诚在《校雠通义》中责备侍医李柱国工作疏漏，乃至"书有缺遗，类例不尽"也。

2.《神农本草经》：产生于汉代的"众经之祖"

汉代已有本草之书，并为诸家引录。如《尔雅·释草》"莞，苻蓠，其上蒚"，邢昺疏云："某氏曰：《本草》云白蒲，一名苻蓠，楚谓之莞蒲。"马国翰作为《尔雅》樊光注佚文收入《尔雅樊氏注》中。《太平御览》卷八百六十五引《吕氏春秋》曰："《本草》云戎盐，一名胡盐。"此当是高诱注引《本草》者。《本草纲目》"蘘荷"条释名项引《离骚》"苴蒪"王逸注云："苴蒪，音博，蘘荷也。见《本草》。"李时珍说："而今之《本草》无之，则脱漏亦多矣。"

上述引文皆笼统呼为"本草"，具体书名往往托名古圣前贤，此即《淮南子·修务训》所言："世俗之人，多尊古而贱今，故为道者必托之于神农、黄帝而后能入说。"如：《周礼·疾医》"以五味、五谷、五药养其病"，郑玄注："其治合之齐，则存乎神农、子仪之术云。"贾公彦《疏》云："案刘向云：扁鹊治赵太子暴疾尸蹶之病，使子明炊汤，子仪脉神，子术按摩。又《中经簿》云：《子义本草经》一卷。仪与义一人也。若然，子义亦周末时人也。"此则托名扁鹊弟子子义的《本草经》。

三国吴普为华佗弟子，著有《吴普本草》，"其说药性寒温、五味，最为详悉"，书中引录前代本草所记药性，书名皆用简称，比如"丹砂"条云："神农：甘；黄帝、岐伯：苦，有毒；扁鹊：苦；李氏：大寒。"即意味着吴普见过《神农本草》《黄帝本草》《岐伯本草》《扁鹊本草》《李氏本草》，通检佚文，至少还有《桐君本草》《雷公本草》《医和本草》等。不仅如此，如："空青"条说"神农甘，一经酸"，"蜀漆叶"条说"黄帝辛，一经酸"，"山茱萸"条说"岐伯辛，一经酸"，"石长生"条说"雷公苦，一经甘"，"贯众"条说"扁鹊苦，一经甘"，这些"一经"，乃是别传本的意思，甚至可以认为，吴普至少见过两部内容不完全一样的《神农本草》《黄帝本草》《岐伯本草》《雷公本草》《扁鹊本草》。其中除《李氏本草》可能是同出华佗门下的李当之所著外，其他应该都是汉代本草而托名远古。

汉末魏晋的本草著作更加多样，见于梁《七录》的本草著作，除后文要专门讨论的几种《神农本草经》外，还有以作者题名的本草如《蔡邕本草》《吴普本草》《随费本草》《秦承祖本草》《王季璞本草经》，临床专科本草如徐叔向等《四家体疗杂病本草要钞》、王末钞《小儿用药本草》、甘浚之《痈疽耳眼本草要钞》，专说花叶形色的《桐君药录》《徐滔新集药录》《李当之药录》，论其佐使相须的《药法》《药律》

《药性》《药对》《药忌》，与采收有关的《神农采药经》，簿录药名的《药目》等。

今天所见的这本《神农本草经》其实只是汉代众多本草著作之一，此书之所以能够从中脱颖而出，乃三方面的机缘合和：直接原因当然是陶弘景的选择；另一重大原因则是书名被冠以"神农"二字；而《本草经》自身之结构严密、体例完整同样也是重要原因。

《神农本草经》孙星衍、孙冯翼辑本（左）、王闿运辑本（右）书影首先是开创性地采用"总论—各论"的著作结构。《本草经》在药物条目之前有数条通论性文字，相当于后世药物学总论，涉及药材学、调剂学、药物治疗学等多个方面的基本原则。遵用至今的重要药性理论，如四气、五味、毒性，以及方剂的君臣佐使、七情配伍等，皆由《本草经》奠定。陶弘景循此，正式将《本草经集注》分为总论、各论两部分，由此确立本草著作的基本格局。

其次，《本草经》将三百六十五种药物安置在上、中、下三品框架中，每一品内再按玉石、草、木、兽、禽、虫鱼、果、米谷、菜的顺序依次排列，有条不紊。这种框架模式的优点是类例分明，即所谓"欲轻身益气不老延年者本上经"，"欲遏病补虚羸者本中经"，"欲除寒热邪气、破积聚、愈疾者本下经"，便于使用者按需检索。

从《本草经》以来，本草书的各论几乎都以药物为标题，构成以药为单位相对独立的小条目。《本草经》开创一种模板化的条目撰写模式，药名以下，一般包括性味、毒性、主治功用、别名、产地、采收等项。如"玉泉"条云：

玉泉，味甘，平，无毒。主五脏百病，柔筋强骨，安魂魄，长肌肉，益气。久服耐寒暑，不饥渴，不老神仙。人临死服五斤，死三年色不变。一名玉札。生蓝田山谷。

事实上，现代药物著作几乎都采用这种总论—各论结构，总论提纲挈领地概述学科核心问题，各论根据学科性质分配章节，其下则以药物为条目展开叙述，具体条文也基本程序化，甚至栏目化。此并不意味着现代药物学的撰写方式模拟《本草经》而来，真实原因是《本草经》从一开始就找到了符合本学科的最佳著作方式，此即《荀子·解蔽》所言："好书者众矣，而仓颉独传者，壹也。"

3.《本草经集注》：南朝陶弘景"苞综诸经"

《本草经》传到魏晋，当时名医采用"附经为说"的方式加以注释和增补。《新唐书·于志宁传》云：

志宁与司空李勣修定《本草》并图，合五十四篇。帝曰：

"《本草》尚矣，今复修之，何所异邪？"对曰："昔陶弘景以《神农经》合杂家《别录》注名之，江南偏方，不周晓药石，往往纰缪，四百余物，今考正之，又增后世所用百余物，此以为异。"帝曰："《本草》《别录》何为而二？"对曰："班固唯记《黄帝内、外经》，不载《本草》，至齐《七录》乃称之。世谓神农氏尝药以拯含气，而黄帝以前文字不传，以识相付，至桐、雷乃载篇册，然所载郡县，多在汉时，疑张仲景、华佗窜记其语。《别录》者，魏、晋以来吴普、李当之所记，其言华叶形色，佐使相须，附经为说，故弘景合而录之。"帝曰："善。"其书遂大行。

"附经为说"是一种很特殊的著述体例，以经书为蓝本，直接添附意见。"附经为说"的具体形式可以通过保存在《证类本草》中的《本草经集注》内容加以说明，兹以"天门冬"条为例，黑体为《本草经》原文，楷体为名医添附：

天门冬 味苦、甘，平、大寒，无毒。**主诸暴风湿偏痹，强骨髓，杀三虫，去伏尸，**保定肺气，去寒热，养肌肤，益气力，利小便，冷而能补。**久服轻身，益气延年，**不饥。**一名颠勒。**生奉高山谷。二月、三月、七月、八月采根，暴干。

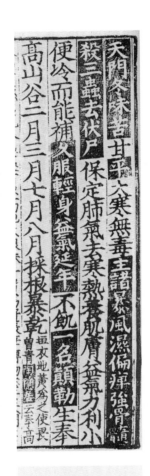

《证类本草》"天门冬"条局部

白字为《本草经》原文，黑字为名医添附。

《本草经》记载天门冬味苦，名医认为味甘，于是在"苦"字后添一"甘"字；又认为性大寒，于是在《本草经》"平"字后添"大寒"；又增补功效"保定肺气，去寒热，养肌肤，益气力，利小便，冷而能补"；《本草经》说"久服轻身，益气延年"，名医添加"不饥"二字；与采收加工有关的"二月、三月、七月、八月采根，暴干"亦名医所添。特别值得注意的是，名医增补的文字完全依附于《本草经》框架结构，并不能单独成文，于志宁将此归纳为"附经为说"，确实准确。

"附经为说"可以不是经书的注释发挥，有时甚至与经文相反。比如天门冬味"苦、甘"，尚可理解为天门冬兼具苦味与甘味，而药性之寒温具有唯一性，名医说"大寒"，其实是对《本草经》"平"的否定。具体功效也有这样的情况，比如《本草经》"矾石"功效有"坚骨齿"一项，而名医添"歧伯云久服伤人骨"（歧伯，又称岐伯）数字，陶弘景也意识到矛盾，注释说："以疗齿痛，多即坏齿，是伤骨之证，而云坚骨齿，诚为疑也。"

仔细分析，更可看出参与修订《本草经》的名医非止一人，比如"矾石"条有"歧伯云久服伤人骨"，"泽泻"条有"扁鹊云多服病人眼"，这是前面提到的《岐伯本草》《扁鹊本草》以"名医"身份依附《本草经》立说的例子。又如《本草经》"蔓荆实"药性"微寒"，名医则添"平、温"；《本草经》"藁本"药性"温"，名医则添"微温、微寒"。如此也意味着至少有两位以上的名医参与意见，且观点相反。

经魏晋名医们"附经为说"的《本草经》，其实就是后世所言的《名医别录》，但在当时，恐怕还是以《本草经》或者《神农本草经》为书名。《太平御览》引《本草经》文字甚多，偶然有同一条目下，既引《本草经》，又引《神农本草经》者。如卷一千"地榆"条引《本草经》曰："地榆，止汗气，消酒明目。"同时又引《神农本草经》曰："地榆苦寒，主消酒，生冤句。"对照今本《本草经》，有"止汗"，而"消酒"属名医添附，无"明目"字样。又，卷九百五十五"桑"条引《本草经》曰："桑根旁行出土上者名伏蛇，治心痛。"此条同时见于《艺文类聚》卷八十八引《本草经》，但不见于今传本；同时又引《神农本草》曰："桑根白皮，是今桑树根上白皮。常以四月采，或采无时。出见地上名马领，勿取，毒杀人。"也不见于今本。宋代《太平御览》中的数据有部分可能源自北齐《修文殿御览》，上述情况正可作为唐以前尚有多种《本草经》流传的证据。

此外，如《博物志》引《神农经》云："上药养命，谓五石之练形，六芝之延年也；中药养性，合欢蠲忿，萱草忘忧；下药治病，谓大黄除实，当归止痛。"其中当归在今本《本草经》中列中品，且"止痛"功效为黑字，属名医添附。

这类《本草经》甚多，应该就是陶弘景在《本草经集注·序录》中所言，"魏晋已来，吴普、李当之等更复损益，或五百九十五，或四百四十一，或三百一十九"者，亦即于志宁所称的杂家《别录》。

齐梁时代流传的《本草经》版本众多，经吴普、李当之等

"损益"过者，药数或超过或不足三百六十五之数。不仅如此，"三品混糅，冷热舛错，草石不分，虫兽无辨，且所主治，互有得失"。陶弘景或许见过药数符合的版本，但据他在《药总诀·序》中说，依然存在"传写之人，遗误相系，字义残阙，莫之是正"等问题。

陶弘景更感于神农以来，"世改情移，生病日深，或未有此病，而遂设彼药，或一药以治众疾，或百药共愈一病"的

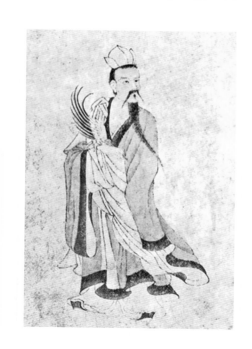

元代无款贞白先生小像

陶弘景，字通明，自号隐居先生或华阳隐居，卒后谥贞白先生，丹阳秣陵（今江苏南京一带）人。陶氏生活于南朝，历经宋、齐、梁三朝，是当时有相当影响力的人物，博物学家，对本草学贡献尤大。

现状，认为《神农本草经》三百余种药物不能完全满足需要，乃"以《神农本经》三品合三百六十五为主，又进名医副品亦三百六十五，合七百三十种"，具体而言，则"精粗皆取，无复遗落，分别科条，区畛物类，兼注名时用，土地所出，及仙经道术所须"，撰成《本草经集注》。

《本草经集注》采用"朱墨分书"的办法来区别《本草经》原文与名医"附经"的内容，陶弘景自己所加注释则用墨书小字，即《嘉祐本草》所说："凡字朱、墨之别，所谓《神农本经》者以朱字，名医因神农旧条而有增补者，以墨字间于朱字，馀所增者，皆别立条，并以墨字。"朱墨分书的体例自陶弘景以后即固定下来，这是《本草经》内容能够保存至今的关键。吐鲁番出土的《本草经集注》卷六残片还能看到原书朱墨分书的状态，敦煌出土的《本草经集注》卷一序录虽然完整，则未采用朱墨分书形式。

陶弘景的工作原则是"苞综诸经，研括烦省"。从《本草经集注》的文本状态来看，他可能是选择了一种最接近《本草经》原貌者作为底本，然后参酌其他传本，去取增删。这一假设通过研究今存各种《本草经》佚文尚能看出端倪。比如《抱

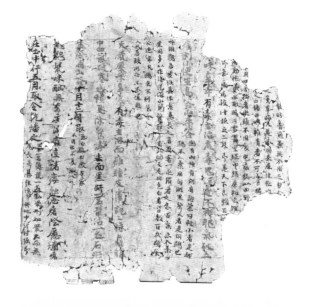

吐鲁番出土《本草经集注》卷六残片

德国普鲁士学院藏

敦煌出土《本草经集注》卷一序录局部

日本龙谷大学图书馆藏

朴子内篇·仙药》引《神农四经》曰："上药令人身安命延，升为天神，遨游上下，使役万灵，体生毛羽，行厨立至。"此与今本云："上药一百二十种为君，主养命以应天。无毒，多服、久服不伤人。欲轻身益气，不老延年者，本上经。"显然不是同一版本，因为葛洪引录理应为陶弘景所见，且其中的神仙观念应该更符合陶弘景的主张，而陶舍彼取此，最可能的原因是今本更加完整。

为了符合《本草经》载药三百六十五之数，《本草经集注》对药物条目做了一些特别的拆分与合并。比如海蛤与文蛤是两种药物，陶弘景在"文蛤"下注释说："此既异类而同条，若别之，则数多，今以为附见，而在副品限也。"意思是为了不影响《本草经》药物总数，将文蛤作为海蛤的副品，不予单独计数。《本草经集注》有数条如此，特别可以玩味的是"粉锡"与"锡铜镜鼻"合并为一条，"锡铜镜鼻"下陶弘景注释说："此物与胡粉异类，而今共条，当以其非正成具一药，故以附见锡品中也。"又，"六畜毛蹄甲"与"鼺鼠"合并为一条，"鼺鼠"下陶弘景注释说："此鼺鼠别类而同一条中，当以其是皮毛之物也，今亦在副品限也。"两处都用"当"云云，表示推测，可见这种合并乃是底本如此，而非陶弘景自作主张。

《本草经集注》还收载有一些陶弘景不识且不知用途的《本草经》药物，比如翘根、屈草、淮木等，陶弘景都表示："方药不复用，俗无识者。"他甚至怀疑"石下长卿"为重出，注释说："此又名徐长卿，恐是误尔。方家无用，此处俗中皆不复识也。"

如果陶弘景手中没有一个载药三百六十五种的底本，完全自主斟酌去取，他至少有两种方案可以采取：或者放弃海蛤与文蛤，粉锡与锡铜镜鼻，葱与薤等条的合并；或者从药数为五百九十五，或四百四十一的《本草经》中撷取数种，替代翘根、屈草等已经失传的《本草经》药。因此，尽管经过陶弘景以"苞综诸经，研括烦省"的方式整理加工，但其内容仍能基本反映汉代《本草经》的原貌。

需要说明的是，《本草纲目》卷一《历代诸家本草》将《本草经集注》称作"名医别录"，解题说：

《神农本草》药分三品，计三百六十五种，以应周天之数。

梁陶弘景复增汉魏以下名医所用药三百六十五种，谓之《名医别录》，凡七卷。首叙药性之源，论病名之诊，次分玉石一品，草一品，木一品，虫兽一品，果菜一品，米食一品，有名未用三品。以朱书神农，墨书别录，进上梁武帝。弘景字通明，宋末为诸王侍读，归隐句曲山，号华阳隐居，武帝每咨访之，年八十五卒，谥贞白先生。其书颇有裨补，亦多谬误。

其说颇有错讹。《本草经集注》的书名见于梁《七录》，陶弘景从子陶翊所著《华阳隐居先生本起录》题为"本草经注"，敦煌出土本卷一序录尾题为"本草集注"。陶弘景在《本草经集注》中多次提到"名医副品""名医别载""别录"，都是相对《神农本草经》本文立言，指魏晋名医添附的内容，《新修本草》始将其称为"名医别录"，后世亦用"名医别录"或"别录"指代这部分内容，但不应该将陶弘景所著的这部《本草经》的集注称为"名医别录"。至于《隋书·经籍志》著录"《名医别录》三卷，陶氏撰"，又有"陶弘景《本草经集注》七卷"，应该不是一书。

李时珍又说陶弘景以此书"进上梁武帝"，按，《本草经集

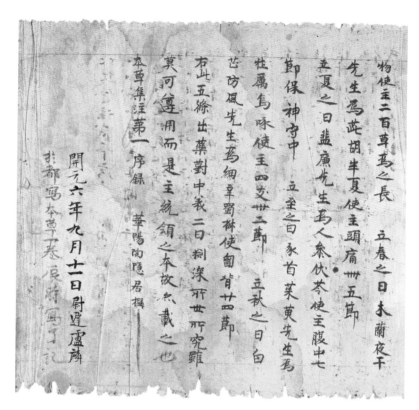

敦煌出土《本草经集注》卷一序录尾题

注》完成于齐末梁初，是否进呈不见记载，李说系想当然耳。又记陶弘景生平，谓"宋末为诸王侍读"，据《南史·陶弘景传》云："齐高帝作相，引为诸王侍读。"又言"年八十五卒"，此据《梁书·陶弘景传》"大同二年卒，时年八十五"。按，陶弘景卒年诸书无异辞，《华阳隐居先生本起录》记其生年为"孝建三年太岁丙申四月三十日甲戌夜半"，故当以《南史》说"大同二年卒，时年八十一"为正确。

4.《新修本草》：唐代的官修本草概览

唐代修本草的动议由苏敬提出。《唐会要》卷八十二说："显庆二年，右监门府长史苏敬上言，陶弘景所撰本草，事多舛谬，请加删补。诏令检校中书令许敬宗、太常寺丞吕才、太史令李淳风、礼部郎中孔志约、尚药奉御许孝崇，并诸名医等二十人，增损旧本，征天下郡县所出药物，并书图之。仍令司空李勣总监定之。并图合成五十五卷。至四年正月十七日撰成。"类似的记载亦见于多种唐宋文献。

唐高宗对苏敬的建议深以为然，立即组建了一个阵容强大的队伍，专门负责纂修事宜，但领衔者却有三说：据孔志约序是"太尉扬州都督监修国史上柱国赵国公臣无忌"；前引《唐会要》则说"司空李勣"；而《新唐书·艺文志》则同时提到英国公李勣和太尉长孙无忌。或因为此，李时珍对《新修本草》的成书经过颇有误解，《本草纲目》卷一《历代诸家本草》说：

唐高宗命司空英国公李勣等修陶隐居所注《神农本草经》，

增为七卷，世谓之《英公唐本草》，颇有增益。显庆中，右监门长史苏恭重加订注，表请修定，帝复命太尉赵国公长孙无忌等二十二人与恭详定。增药一百一十四种，分为玉石、草、木、人、兽、禽、虫鱼、果、米谷、菜、有名未用十一部，凡二十卷，目录一卷，别为药图二十五卷，图经七卷，共五十三卷，世谓之《唐新本草》。

按照李时珍的意思，李勣主持修撰者为七卷本的《英公唐本草》，长孙无忌所修者为五十三卷本的《唐新本草》。真实情况并非如此，引起误会的关键是长孙无忌地位的升降。长孙无忌与高宗为甥舅关系，于高宗又有拥立之功，故高宗即位之初，尤受器重。据《新唐书·艺文志》，永徽年间，孔颖达等奉诏撰《尚书正义》，刊定官有二十余人，排名前三位依次为"太尉扬州都督长孙无忌、司空李勣、左仆射于志宁"。可以想见，显庆二年（657）修撰本草时，一定也是以"性通悟，博涉书史"的长孙无忌领衔。

李勣职司本居长孙无忌之亚，而得升任《新修》的总监定自有原因。永徽六年，为废立皇后事，长孙无忌、褚遂良忤旨，而李勣独言"此陛下家事，何必更问外人"。自此以后，

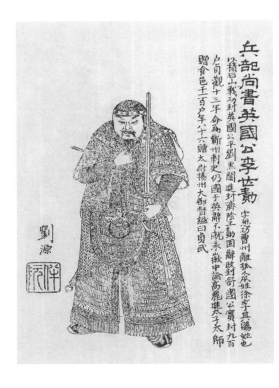

兵部尚書英國公李世勣

字懋功曹州離狐本姓徐李其賜姓也
以穩山戰封英國公平劉黑闥進封辯陰王勣圉辭改封舒國公賞封九百
盧貞觀十三年命為斳州刺史仍圉于英辭不就承徽中諭高麗堂于太師
贈食色壬百户年八十六贈太尉揚州大都督諡曰貞武

清代刘源绘《凌烟阁功臣图》之李勣

李勣（jì），字懋功，曹州离狐（今山东省菏泽市东明县）人。唐朝初年名将，与卫国公李靖并称。唐代，由李勣领衔的《新修本草》，成为中国乃至世界上第一部国家政府颁布的药典。

勣眷誉日隆，而无忌则不为高宗、武后所喜。据《旧唐书·礼仪志》，高宗初，议者以《贞观礼》节文未尽，乃诏长孙无忌等重加辑定，成一百三十卷，显庆三年（658）奏上，结果是"学者纷议，以为不及贞观"。此可见在显庆三年的时候，长孙无忌已不得志，故次年正月《新修》书成奏上之际，改由李勣领衔，便成顺理成章之事。

《新修本草》凡五十四卷，本草正文二十卷，目录一卷；药

图二十五卷，目录一卷；图经七卷。本草正文乃以《本草经集注》为蓝本，"增损旧文"而成。鉴于"陶弘景偏居江南，不周晓药石，往往纰缪"，逐一考证之。在《本草经集注》基础上，增补药物114种，其中多有舶来之品，如安息香、龙脑香、麒麟竭、阿魏、庵摩勒、胡椒之类，乃是盛唐时期"万方来朝"的真实写照。

在印刷术发明以前，文献主要靠写本流传，至北宋开宝年间（974）修订本草时，《新修本草》的图谱和图经部分早已亡佚，幸存的本草正文也已经"朱字墨字，无本得同，旧注新注，其文互阙"，此后未久，连正文也灰飞烟灭。所幸运的是，清末傅云龙、罗振玉先后在日本访得《新修本草》正文影写本十卷；不久，敦煌又发现残卷数份，其中以日本杏雨书屋所藏

《新修本草》日本影写本书影

孔志约序，以及法国巴黎国家图书馆所藏编号为 P3714 的朱墨分书之卷十最为珍贵；晚近则以尚志钧辑复本较为完善，基本恢复《新修本草》本草正文部分的原貌。

敦煌出土《新修本草》孔志约序

日本杏雨书屋藏

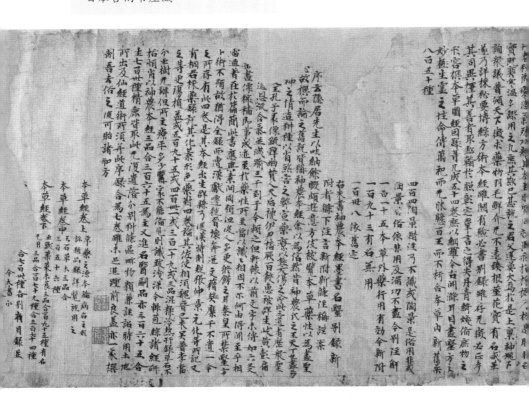

自《新修本草》以后，本草成为"官学"，五代后蜀韩保升奉敕修订，即《重广英公本草》，通常称《蜀本草》。宋代甚至将官修本草制度化，太祖开宝年间两度修订本草，分别是开宝六年（973）的《开宝新详定本草》和开宝七年的《开宝重定本草》，并首次以雕版印刷的方式传播；宋仁宗嘉祐年间仿效初唐故事，再次全国范围征集药图、标本，修订本草，本草正文由掌禹锡负责，编为《嘉祐补注神农本草》，简称《嘉祐本草》，图经部分由苏颂统筹，编为《本草图经》；南宋绍兴二十九年（1159）由医官王继先主编《绍兴校定经史证类备急本草》。宋以后官修本草跌入低谷，元代或许编有一部《大元本草》，原书失传，内容不详；明弘治十八年（1505）太医院院判刘文泰主持编修《本草品汇精要》书成未久，明孝宗暴卒，刘文泰因"妄进药饵"下狱，编好的书遂搁置下来，没有正式出版；清代则没有官修本草的举动。

5.《证类本草》: 宋医唐慎微本及其他

宋代数度官修本草，以嘉祐年间的举措最大，可能是恪守

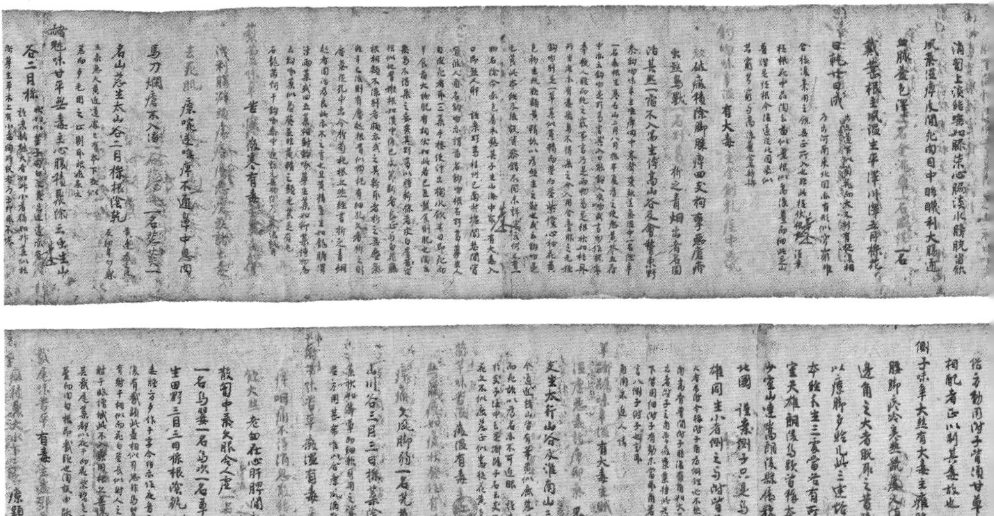

敦煌出土《新修本草》卷十

法国巴黎国家图书馆藏

"左图右史"的传统，并仿效唐代《新修本草》本草正文与图经分离的惯例，掌禹锡主持的《嘉祐本草》与苏颂负责的《本草图经》独立为两书。图经是本草正文的辅翼，各自单行，使用极不方便。有感于此，蜀医唐慎微乃以《嘉祐本草》为框架，将《本草图经》的内容，按条目逐一缀合到每一药物之下，与该药物相关的经史文献、医方本草，也附录该条目后，编成《经史证类备急本草》，简称《证类本草》。

大约与唐慎微同时，另一位名医陈承也将《嘉祐本草》与《本草图经》合而为一，"又附以古今论说，与己所见闻"，编成《重广补注神农本草并图经》二十三卷。这部书有元祐七年（1092）林希序，出版时间当在此后不久。

大观二年（1108），集贤学士孙覿得到《证类本草》，颇以为善，而感叹"其书不传，世罕言焉"，因请艾晟校订，"募工镂版，以广其传"。艾晟乃以《重广补注神农本草并图经》作为参校，将陈承的意见共44条，冠以"别说"二字，补入《证类本草》相应药物条后。在"丹砂"条艾晟有按语说："近得武林陈承编次《本草图经》本参对，陈于图经外，又以别说附著于后，其言皆可稽据不妄，因增入之。"艾晟刻本也将林希为陈承所作的序言收入，所用书名似乎还是《经史证类备急本草》，因为成于大观年间，所以后来的翻刻本或标题为《经史证类大观本草》，或标题为《大观经史证类备急本草》，通常简称《大观本草》。

宋徽宗留心医药，亲撰《圣济经》，认为唐慎微所撰《证类本草》"实可垂济"，于是诏曹孝忠领衔校勘，于政和六年（1116）编成《政和新修经史证类备用本草》。从内容来看，曹孝忠使用的底本依然是艾晟校订的《大观本草》，只是将艾晟的序删去，将全书由三十一卷调整为三十卷，陈承的"别说"依然保留。这个版本因为成于政和年间，所以通常称为《政和本草》。

与《大观本草》不同，《政和本草》才是官修本草，故存在"监本"。因为随后不久的靖康之变，国子监的书版随徽、钦二帝被掳掠到金国，所以《政和本草》主要在北地传播，而南宋通行的是《大观本草》。绍兴二十九年（1159）医官王继先奉敕校订本草，即以《大观本草》为底本，撰成《绍兴校定经史证类备急本草》，简称《绍兴本草》。王继先"佞幸小人"之名，影响了后世对此书的评价，《直斋书录解题》斥

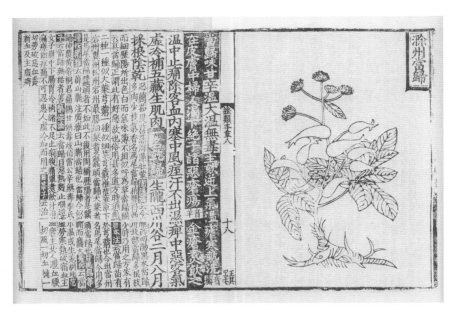

《大观经史证类备急本草》南宋刘甲刻本书影

之曰："每药为数语，辨说浅俚，无高论。"因此《大观本草》《政和本草》翻刻版本极多，而《绍兴本草》仅有残抄本存世，影响甚微。

《证类本草》将《神农本草经》《本草经集注》《新修本草》《开宝本草》《嘉祐本草》《本草图经》近乎完整地保留下来，引书中还涉及魏晋以来的若干本草，如《吴普本草》《雷公炮炙论》《药性论》《食疗本草》《本草拾遗》《海药本草》《蜀本草》《日华子诸家本草》等，实无愧宋以前本草文献的渊薮。

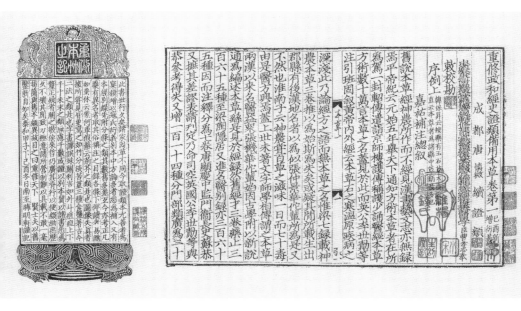

《重修政和经史证类备用本草》金晦明轩本刻本书影

《通志·校雠略》书有名亡实不亡论说："《名医别录》虽亡，陶隐居已收入《本草》；《李氏本草》虽亡，唐慎微已收入《证类》。"即是指此。

《证类本草》是《本草纲目》的主要文献来源，卷一《历代诸家本草》说：

> 宋徽宗大观二年，蜀医唐慎微取《嘉祐补注本草》及《图经本草》合为一书，复拾《唐本草》、陈藏器《本草》、孟诜

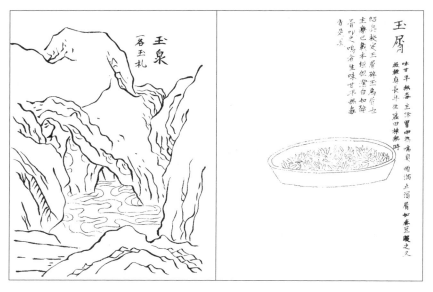

《绍兴校定经史证类备急本草》日本抄本书影

　　《食疗本草》旧本所遗者五百余种，附入各部，并增五种。仍采《雷公炮炙》及《唐本》、《食疗》、陈藏器诸说收未尽者，附于各条之后。又采古今单方，并经史百家之书有关药物者，亦附之。共三十一卷，名《证类本草》。上之朝廷，改名《大观本草》。慎微貌寝陋而学该博，使诸家本草及各药单方，垂之千古，不致沦没者，皆其功也。政和中，复命医官曹孝忠校正刊行，故又谓之《政和本草》。

6.《本草纲目》及其后学

《证类本草》保存文献固然重要，但"滚雪球"样的编辑体例，纯然类纂杂录，内容芜杂，作者个人见解晦而不彰，学术性显然不足。李时珍正有感于此，乃"搜罗百氏，访采四方"，撰成《本草纲目》五十二卷，成为本草学术顶峰之作。《本草纲目》编辑缘起、体例结构、版本沿革、学术意义等，皆见于本书前后各篇，此处主要介绍其对明清本草学及日本汉方医学的影响（参见郑金生、张志斌《本草纲目导读》）。

1）对明清本草学的影响

《本草纲目》问世以后，不仅为医家重视，也是文人书斋必备的典籍，此即王世贞序所谓，"兹岂仅以医书觏哉，实性理之精微，格物之通典，帝王之秘箓，臣民之重宝也"。因此一再翻刻，足见受众对其书的认可。

在药学领域，有人统计从 1593 年《本草纲目》出版，到 1644 年明朝灭亡，短短数十年间就衍生出了 18 种《本草纲目》

的后续著作。而从 1593 年到 1911 年清朝灭亡的 300 余年间，一共产生了 231 部本草，其中 90 部以上直接受过《本草纲目》的影响。

《本草纲目》属于综合类本草，后人取其中一类，便成专门之著。比如，明末李中立之《本草原始》为药材学专著，有图、有说，皆作者亲笔，而性味主治、修治采收等皆照录《本

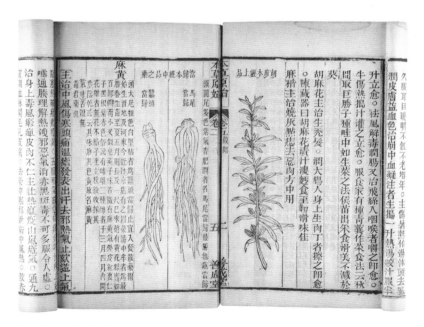

《本草原始》书影

草纲目》；刘若金《本草述》立足《本草纲目》，论药性药效"以去华务实为主，而精详研核"，洋洋八十万言，后人更浓缩为《本草述钩元》；赵南星"取李氏时珍所著《本草纲目》中所载谷蔬肴核之类，择其有益者用之，随宜而加损之，忌其无益者"，编为《上医本草》；张叡赞《本草纲目》为"万世不朽之书"，所著《修事指南》乃汇集《本草纲目》修治项成书。《本草纲目》附方万余首，也成为类编化裁的材料，如王化贞《医门普品》在凡例中直承："是书之刻，始于《本草纲目》，故各门之方出于本草者十之七八。"

《本草纲目》篇幅巨大，医家嫌其浩繁，于是加以删削化裁，如李中梓《本草征要》书前小引说：

本草太多，令人有望洋之苦；药性太少，有遗珠之忧。兹以《纲目》为主，删繁去复，独存精要，采集名论，窃附管窥，详加注释。比之《珍珠囊》极其详备，且句字整严，便于诵读，使学者但熟此帙，已无遗用，不必复事他求矣。

清代节略《本草纲目》最成功之作当推汪昂《本草备要》。

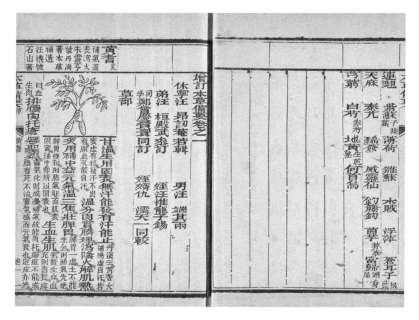

《增订本草备要》书影

汪昂推崇李时珍的《本草纲目》，认为"古今著本草者，无虑数百家，其中精且详者，莫如李氏《纲目》，考究渊博，指示周明，所以嘉惠斯人之心，良云切至"。所遗憾者只是"卷帙浩繁，卒难究殚，舟车之上，携取为难，备则备矣，而未能要也"；至于一般的药性歌赋，"聊以便初学之诵习，要则要矣，而未能备也"。于是以《本草纲目》为根本，斟酌采入《本草蒙筌》《本草经疏》之长，精选常用药物400种，撰成此书。自认为"以云备则已备矣，以云要则又要矣。通敏之士，由此而究图焉，医学之精微，可以思过半矣"。乃"题曰《本草备要》，用以就正于宗工焉"。

以上诸书大都依托《本草纲目》而少有发挥，最能体会李时珍"搜求遗逸"之旨者，当推清代赵学敏《本草纲目拾遗》。"拾遗"大约是取《史记》"拾遗补艺，成一家之言"的意思。《本草纲目拾遗》全书十卷，"专为拾李氏之遗而作，凡《纲目》已登者，或治疗有未备，根实有未详，仍为补之"。载药921 种，其中 716 种为正品，205 种为附品，皆为李时珍未言，或言之不详，或言之有误的药物。书前有"正误"一卷共 36 条，类似《本草拾遗》之"解纷"，以澄清《本草纲目》的讹误或疏漏为主。

《本草纲目拾遗》言出有据，作者耳闻目击以外，征引文献 600 余种，价值亦高。如正误引《白猿经》，详细记录

《本草纲目拾遗》书影

用草乌提取乌头碱结晶体的过程，颇为化学史家重视。又多处引用《本草补》，其中"吸毒石"条提到"泰西石振铎《本草补》"云云。此为明代来华墨西哥方济各会士石铎琭（汉名石振铎）所著的西洋药书，可以作为中外药学交流的重要物证。对此《历代中药文献精华》评论说："西洋药学文献传入这一事情本身，已不同于单纯的药品输入，它伴随着药学理论思想等内容的输入，因而也就影响着传统的本草学。"

２）对日本汉方医学的影响

潘吉星先生撰有《〈本草纲目〉之东被及西渐》（参见《李时珍研究论文集》）一文，厘清《本草纲目》海外传播过程及实际影响。《本草纲目》在东洋是汉方医学的宝典，在西洋是博物性质的百科全书，后一问题将在本书结语部分专门讨论，此处简单介绍其在日本的传播和影响。

《本草纲目》最早的刻本完成于1593年，日本庆长九年（1604）大儒林罗山就看到此书，不久在长崎买到一套，即以此献给德川家康，由此揭开《本草纲目》传播日本的序幕。目前日本藏有《本草纲目》金陵本完本四部，占现存金陵本之半数。

大约在宽永十四年（1637）有了第一部和刻本的《本草纲目》，此后多次重刻，主要和刻本八种，其中江户版本六种，十四次印刷，此虽细节，亦能看出《本草纲目》在日本深受重视。

1608年曲直濑玄朔根据刚传入的《本草纲目》对其养父曲直濑道三的《能毒》加以修订，以《药性能毒》为书名出版木活字本。曲直濑玄朔在跋语中说："近《本草纲目》来朝，予阅之，摭至要之语，复加以增订药品。"这是日本学者参考《本草纲目》著书立说的开端。1612年林罗山将《本草纲目》摘录训点，出版《多识篇》五卷，后来又修订为《古今和名本草》，这是日本最早研究《本草纲目》的作品。

《本草纲目》在江户时期传入日本，此期日本医学界名家辈出，在曲直濑玄朔、林罗山之后，形成了以稻生宣义、贝原笃信、小野兰山为代表的新本草学派。该学派在促进日本近世药物学、博物学、化学发展上起了重大作用。这些学者非常关注《本草纲目》中的药学成就，发表许多著作，并传授弟子。

稻生宣义（1655—1715）是本草京都学派的创立者，毕生研究《本草纲目》，著有《本草图》《炮炙全书》等。小野兰山

（1729—1810）是其后学，他在京都讲授《本草纲目》，并结合其中的记载，进行实地考察和药园栽培研究。天明三年（1783）完成《纲目译说》，讲稿则整理为《本草纲目启蒙》。此外，在日本汉医界有很高声誉的多纪氏医学世家也积极传播《本草纲目》学术，明和二年（1765）多纪元孝（1695—1766）在东京开设跻寿馆培养生徒，其本草科的学生必须学习《本草纲目》。

明治维新取缔汉医，江户医学发展势头受到打压，尽管如此，日本学界对《本草纲目》仍给予关注。春阳堂在1929—

《本草纲目启蒙》书影

1934 年出版由白井光太郎监修，铃木真海翻译，植物、药物界著名学者牧野富太郎、胁水铁五郎、冈田信利等考订的《头注国译本草纲目》，这是《本草纲目》第一个外文全译本。其后春阳堂又于 1974—1979 年再次出版《新注校定国译本草纲目》，由十余位现代药学和本草专家共同完成。

7. 专题本草简介

从《神农本草经》《本草经集注》到《证类本草》，再到《本草纲目》，沿一条主线发展，一定程度上可以认为后一种本草是前一种的"升级版"，至《本草纲目》集大成。主流本草几乎都是综合类大型本草，内容涵盖药学学科的各个方面，另有本草旁系，则是主流之补充，以专题本草为主，简要介绍如下。

资源类：早期有《桐君采药录》"说其花叶形色"，《南方草木状》专记岭南物种，也概述形态、生境、功用。五代时期《海药本草》收载外来药物，反映中外交流；宋代《履巉岩

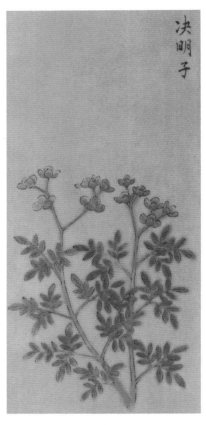

《履巉岩本草》书影

本草》是现存最早的彩绘植物图谱，描绘杭州慈云岭一带的物种，可以视为一部小型"临安植物志"；明代《滇南本草》记录云南地方物种；《救荒本草》虽借用本草之名，实际是一部"荒年可食植物手册"，也因此详细描述植株，并有写生图绘，便于按图搜寻。《植物名实图考》是古代植物学集大成之作，作者吴其濬走出书斋，实地调研考察，澄清名实，纠正前人偏谬，为稍后现代植物分类学引入打下良好的基础。

药材类：商品经济发展，药材贸易量加大，真伪优劣无可回避，明代李中立撰《本草原始》，突出药材来源和性状鉴别特征，是第一部药材学著作。清末民国，曹炳章在郑肖岩《伪药条辨》基础上完成《增订伪药条辨》，辨伪鉴真；陈仁山通过访求采药、贩药之人，并与同业会商咨询，撰有反映民国时期道地药材的专书《药物出产辨》。

炮制类：炮制涉及药材的处置加工，目的不外增效减毒。《雷公炮炙论》成书最早，受炼丹术影响的痕迹历历可考。南宋许洪增补《太平惠民和剂局方》之"论炮炙三品药石类例"，乃是官药局的炮制规范。明代缪希雍《炮炙大法》，删繁就简，趋于实用。

药性类：《神农本草经》开始为药物标定四气五味，按照"疗寒以热药，疗热以寒

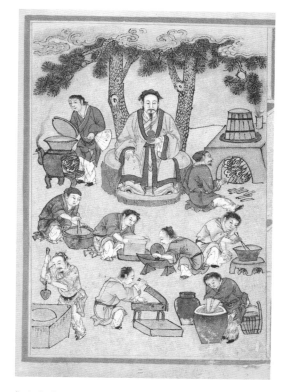

《补遗雷公炮制便览》雷公炮制图

药"的原则选择药物，君臣佐使、七情配伍，组成方剂。这类本草甚多，观点各异，侧重点亦不相同。北齐徐之才《药对》，唐代甄权《药性论》，元代王好古《汤液本草》，明代卢之颐《本草乘雅半偈》、贾所学《药品化义》，清代严洁等三人合著之《得配本草》、黄宫绣《本草求真》、凌奂《本草害利》、唐宗海《本草问答》，民国张山雷《本草正义》，皆有特色。

食疗类：所谓"药食同源"并不准确，古人最初注意的是饮食禁忌，渐渐则有以食物疗疾的说法。孙思邈《千金要方》有食治专篇，是现存最早的食疗文献；孙思邈弟子孟诜撰《食疗本草》，对其师的思想有所发挥；元代忽思慧《饮膳正要》虽是烹饪专书，也涉及食物养生宜忌；明代有题名《食物本草》的著作数种，伪托名人，意义不大。

药学手册类：药学手册有两用，一是作为医学生的教材或者新入行医生的"掌中宝"，一是作为非医药人士了解药性，以便"审查"处方的工具书。前一类用途，主要如《本草歌括》《珍珠囊药性赋》《汤头歌诀》等，一些草药书如《天宝本草》《草木便方》也是歌诀体，朗朗上口，便于学习记诵。后一类则以《本草备要》《本草从新》为代表。

黑人髭鬢毛落再生也 又燒至煙盡研爲泥和胡粉爲

膏拔去白鬢傅之即黑毛鬢生 又仙家壓油和麝香

塗黃髮便黑如漆光潤 初服日一顆後隨日加一顆至廿

顆定得骨細肉潤 又方一切痔病案經動風益氣發

痼疾多喫不宜軟棗平 多食動風令人病冷氣發咳嗽

棗子平 右主治五種痔去三虫殺鬼毒惡疰 又患寸白虫

人日食七顆經七日滿其虫盡消作水即差 按經多食

三升二升佳不發病令人消食助筋骨安榮衛補中

益氣明目輕身

燕麦平 右主治五內邪氣散皮膚支節間風氣能化食

去三虫逐寸白散腹中冷氣 又患熱瘡爲末和猪脂

塗差 又方和白沙蜜治濕癬 又方和馬酪治乾癬和沙

牛酪療一切瘡 案經作醬食之甚香美其功尤勝於

榆人唯陳久者更良可少喫多食發熱心痛爲其味

辛之故秋天食之宜人長喫治五種痔病 又穀膓虫

敦煌出土《食疗本草》残卷

二 《本草纲目》解题

"纲目"本来是史书之一体，始自朱熹的《资治通鉴纲目》，论者谓此书"以纲提其要，以目纪其详。纲仿《春秋》，而兼采群史之长；目仿《左氏》，而稽合诸儒之粹。褒贬大义，凛乎烈日秋霜，而繁简相发，又足为史家之矩范"。史学以外的著作未必适合这一体例，但著述者出于对朱熹的仰慕，也在书名中添上"纲目"二字，其著名者如舒天民《六艺纲目》、楼英《医学纲目》、李时珍《本草纲目》。

李时珍《本草纲目》既以"纲目"为名，体例则与前代本草有所不同，在卷一《神农本经名例》之下，李时珍说：

今则通合古今诸家之药，析为十六部。当分者分，当并者并，当移者移，当增者增。不分三品，惟逐各部。物以类从，目随纲举。每药标一总名，正大纲也；大书气味、主治，正小纲也；分注释名、集解、发明，详其目也；而辨疑、正误、附录附之，备其体也；单方又附于其末，详其用也。大纲之下，明注本草及三品，所以原始也；小纲之下，明注各家之名，所以注实也。分注则各书人名，一则古今之出处不没，一则各家之是非有归，虽旧章似乎剖析，而支脉更觉分明。非敢僭越，实便讨寻尔。

析言之，其体例可以分为三个层次：篇章结构则总论为纲，各论为目；区分物类则大部为纲，子类为目；叙说药物则标名为纲，列事为目。

1. 序例总论四卷

《神农本草经》在药物条目之前有十余条通论性文字，略相当于后世之药物学总论，涉及药材学、调剂学、药物治疗学等多个方面，遵用至今的重要药性理论，如四气、五味、毒性，以及方剂的君臣佐使、七情配伍等，皆由《本草经》奠定。陶弘景循此，乃开创性地将《本草经集注》分为总论、各论两部分，由此确立本草著作的基本格局。

　　《本草经集注》序录单独一卷，根据内容应该可以划分为三部分。从开篇"隐居先生在乎茅山岩岭之上"至"吾去世之

敦煌出土《本草经集注》卷一序录局部

作者自序后的内容即真正意义的序录，也是其书的总论。

后可贻诸知方"为第一部分，是作者自序，此后的内容才是真正意义的"序录"。序录乃是其书的总论，陶弘景解释说："序药性之本源，论病名之形诊，题记品录，详览施用之。"从结构上又可以拆分为"序"与"录"两部分。

按照陶弘景的意思，"序"乃是"序（叙）药性之源本，论病名之形诊"，主要是对《本草经》药性理论的阐释和发挥；"录"则"题记品录，详览施用之"，是具体的条例和与配伍、调剂、临床相关的药物清单。

《本草经集注》之后，主流本草都按照此总论—各论式的篇章结构撰写，如《新修本草》即以此序录为基础，增加孔志约所撰序言，修订增补"诸病通用药"和"畏恶七情表"，裁分为两卷。《开宝本草》的分卷情况不详，《嘉祐本草》在梁陶隐居序与合药分剂料理法则之后添加《药对》《千金方》《本草拾遗》的序例，共同属于卷一序例上，从诸病通用药开始至《药对》五条作为卷二序例下。《证类本草》仍以序例两卷冠首，分卷情况继承《嘉祐本草》，只是新增《本草图经》等书的序言。

《本草纲目》将总论扩展成四卷，卷一、卷二为序例上、下，卷三、卷四为百病主治药上、下；将序言与凡例移在卷篇之外，旧本草的序言全部删除，更加凸显药学特色，增加实用性。序例两卷的具体内容如下：

【卷一】

历代诸家本草，引据古今医家书目，引据古今经史百家书目，采集诸家本草药品总数，神农本经名例，陶氏别录合药分剂法则，采药分六气岁物，七方，十剂，气味阴阳，五味宜忌，标本阴阳，升降浮沉，四时用药例，五运六淫用药式，六脏六腑用药气味补泻，五脏五味补泻，脏腑虚实标本用药式，引经报使。

【卷二】

药名同异，相须相使相畏相恶诸药，相反诸药，服药食忌，妊娠禁忌，饮食禁忌，李东垣随证用药凡例，陈藏器诸虚用药凡例，张子和汗吐下三法，病有八要六失六不治，药对岁物药品，神农本草经目录，宋本草旧目录。

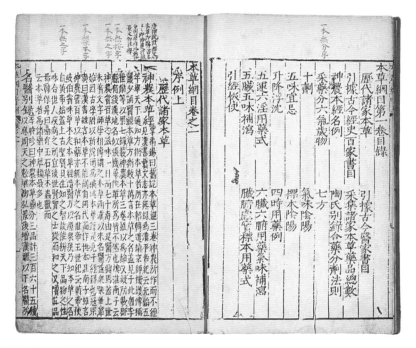

《本草纲目》第一卷目录书影

以上内容多数承自前代本草，但有所补充。从《历代诸家本草》到《采集诸家本草药品总数》是《本草纲目》的文献依据和药物出处，其中《历代诸家本草》乃是前代重要本草书的提要，同时兼有药物学发展简史的意义。记录药物来源，罗列参考书目，撰写本草提要，《新修本草》《嘉祐本草》《证类本草》已有先例，李时珍将这些内容安排在篇首，体现著作者的严谨态度。序例的主体部分是药学通则和与组方配伍有关的临

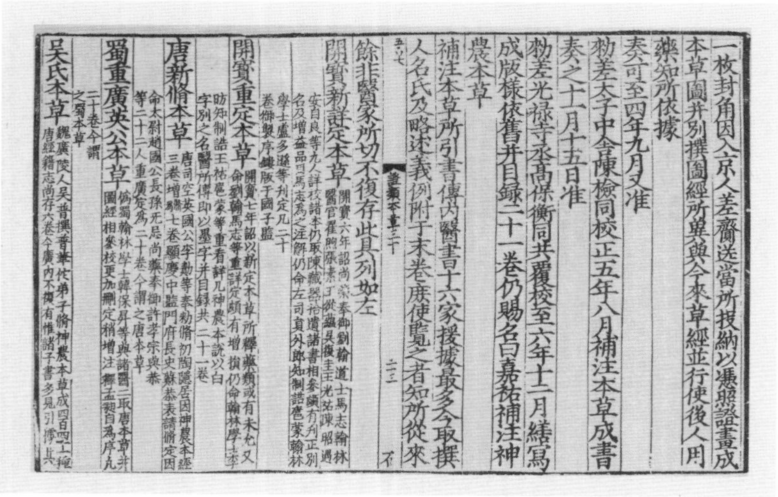
一枝封角因入京人差齎送當所投納以憑照證晝成
本草圖并別撰圖經所冀與今來草經並行使後人用
藥知所依據
奏可至四年九月又准
勑差太子中舍陳檢同校正五年八月補注本草成書
奏之十一月十五日准
勑差光禄寺丞高保衡同共覆校至六年十二月繕寫
成版樣依舊并目録二十一卷仍賜名曰嘉祐補注神
農本草
補注本草所引書傳内醫書十六家援據最多今取撰
人名氏及略述義例附于末卷庶使覽之者知所從來
證類本草三十　二三
餘非醫家所切不復存此具列如左
開寶新詳定本草　開寶六年詔尚藥奉御劉翰道士馬志翰林醫官翟煦張素王從蘊吳復圭王光祐陳昭遇安自良等九人詳校諸本仍取陳藏器拾遺諸書相參頗有刊正別名及增益品目馬志為之注解仍命左司員外郎知制誥扈蒙翰林學士盧多遜等刊定凡二十卷御製序鏤版于國子監
開寶重定本草　開寶七年詔以新定本草所釋藥類或有未允又命劉翰馬志等重詳定頗有增損仍命翰林學士李昉知制誥王祐扈蒙等重看詳凡神農本說以白字別之名醫所傳即以墨字并目録共二十一卷
唐新脩本草　唐司空英國公李勣等奉勑脩初陶隱居因神農本經三卷增為七卷顯慶中監門府長史蘇恭表請脩定因命太尉趙國公長孫无忌尚藥奉御許孝宗與恭等二十二人重廣定為二十卷今謂之唐本草
蜀重廣英公本草　偽蜀翰林學士韓保昇等與諸醫工取唐本草并圖經相參校更加删定稍增注釋孟昶自為序凡二十卷今謂之蜀本草
吳氏本草　魏廣陵人吳普撰普華佗弟子脩神農本草成四百四十一種唐經籍志尚存六卷今廣内不復有惟諸子書多見引據其

保存在《证类本草》中的《嘉祐本草》引用书目

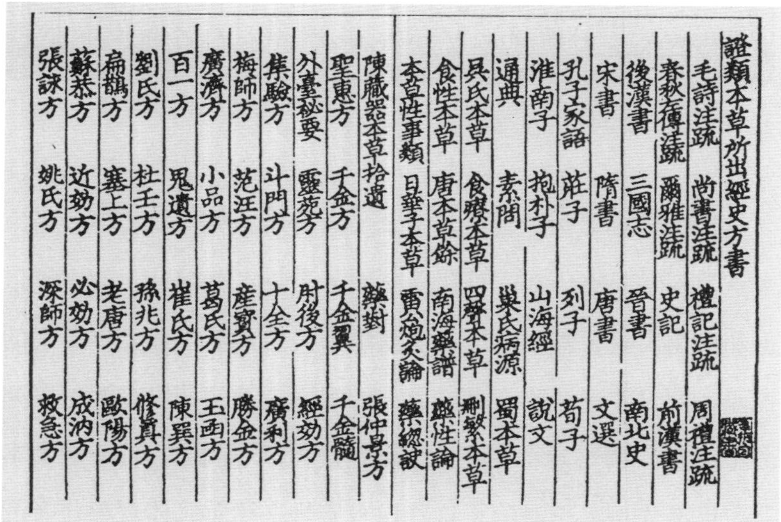
證類本草所出經史方書
毛詩注疏　尚書注疏　禮記注疏　周禮注疏
春秋傳注疏　爾雅注疏　史記　前漢書
後漢書　三國志　晉書　南北史
宋書　隋書　唐書　文選
孔子家語　莊子　列子　荀子
淮南子　抱朴子　山海經　說文
通典　素問　巢氏病源　蜀本草
吳氏本草　食療本草　四聲本草　删繁本草
食性本草　唐本草餘　南海藥譜　藥性論
本草性事類　日華子本草　雷公炮炙論　藥總訣
陳藏器本草拾遺　藥對　張仲景方
聖惠方　千金方　千金翼　千金髓
外臺秘要　靈苑方　肘後方　經効方
集驗方　斗門方　十全方　廣利方
梅師方　范汪方　産寶方　勝金方
廣濟方　小品方　葛氏方　玉函方
百一方　鬼遺方　崔氏方　陳巽方
劉氏方　杜壬方　孫兆方　修真方
扁鵲方　塞上方　老唐方　歐陽方
蘇恭方　近効方　必効方　成汭方
張詠方　姚氏方　深師方　救急方

《证类本草》引用书目

床药学理论，其中以用药禁忌与用药法式为大宗。

卷三、卷四为百病主治药上、下，由《本草经集注》序录之"诸病通用药"发展而来。需要了解的是，《本草经集注》将三品分类改为按药物自然属性分类，这种改变看似浅易，本质上则是药学学科从临床医学体系中独立出来的标志。

《本草经》以药物三品为一级分类，其出发点固然与神仙方士服食有关，但从三品名例来看，其归类目的仍然是为医疗或养生实践活动服务的。尽管《本草经集注》还保留每一味药物的三品属性，而玉石、草木、鸟兽、虫鱼、米谷、果菜的分类，显然方便药学家检读，对希望迅速从书中获得疾病治疗信息的临床医生则不友好。陶弘景在序录中新设"诸病通用药"一节，即是针对这一缺陷的补救措施。所以诸病通用药小引说："谨按诸药，一种虽主数病，而性理亦有偏着，立方之日，或致疑混；复恐单行经用，赴急抄撮，不必皆得研究；今宜指抄病源所主药名，便可于此处疗，若欲的寻，亦兼易解。"《本草纲目》将诸病通用药扩展为两卷篇幅的"百病主治药"，也是出于同样的考虑，因为内容太过庞大，所以单列为两卷，从结构来看，可以视为序例的附篇。

　　《本草纲目》总论部分有意思的话题甚多，择三点略作引申。

　　1）六失与六不治

　　《本草纲目》卷二《病有八要六失六不治》有目无文，具体内容在卷一《神农本经名例》中。"八要"据李时珍引寇宗奭说："一曰虚，二曰实，三曰冷，四曰热，五曰邪，六曰

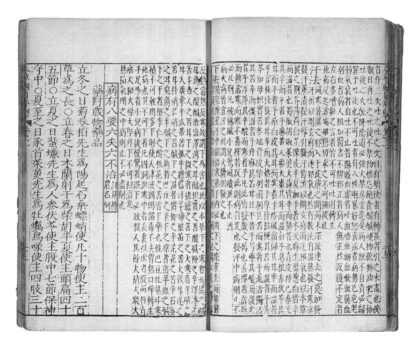

《本草纲目》卷二《病有八要六失六不治》有目无文

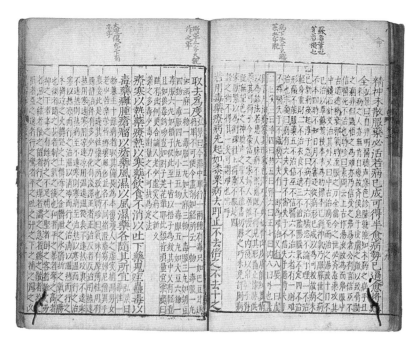

《本草纲目》卷一《神农本经名列》中李时珍引寇宗奭"八要"

正，七日内，八日外也。"涉及中医对疾病的认识，类似晚起的"八纲辨证"，即通过望、闻、问、切四诊合参，辨明疾病的阴阳、寒热、虚实、表里。然后按照"寒者热之，热者寒之""虚者补之，实者泻之"的原则治疗处理。

"六失"与"六不治"讨论的是医患关系，属于医学社会学问题。李时珍引淳于意云：

病有六不治：骄恣不论于理，一不治；轻身重财，二不治；衣食不适，三不治；阴阳脏气不定，四不治；形羸不能服药，五不治；信巫不信医，六不治。六者有一，则难治也。

淳于意是西汉名医，因为曾任齐太仓长，故又称仓公。仓公医技高明，"为人治病，决死生多验"，免不了有些恃才傲物，不太愿意轻易施诊，所以"病家多怨之者"。文帝初年为人所告，将押解长安受刑，女儿缇萦上书文帝，愿以身代，遂获免，并获得文帝召见的机会。司马迁将扁鹊与仓公都收入《史记》，合为《扁鹊仓公列传》，这一段"六不治"的议论即夹在扁鹊传与仓公传之间，应该是司马迁根据扁鹊的事迹所发感叹。但此前陶弘景在《本草经集注》中已经引作："仓公有言曰：病不肯服药，一死也；信巫不信医，二死也；轻身薄命，不能将慎，三死也。"李时珍未能深考，也题为"淳于意曰"云云。

扁鹊是春秋战国名医，《史记》载其诊赵简子昏睡"五日不知人"，非出疾病，乃是天帝召见，数日后必醒。又治疗虢太子假死，于是天下人都传说扁鹊能够使死人复生，扁鹊谦虚

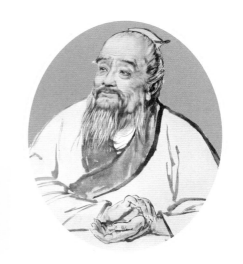

蒋兆和绘扁鹊像

《史记·扁鹊仓公传》中的记载，让人们见识了春秋战国名医扁鹊的高超医术。

说："越人非能生死人也，此自当生者，越人能使之起耳。"引起司马迁发出六不治感叹的，是预判齐桓侯的疾病而不被采信的故事。《史记》载：

> 扁鹊过齐，齐桓侯客之。入朝见，曰："君有疾在腠理，不治将深。"桓侯曰："寡人无疾。"扁鹊出，桓侯谓左右曰："医之好利也，欲以不疾者为功。"后五日，扁鹊复见，曰："君有疾在血脉，不治恐深。"桓侯曰："寡人无疾。"扁鹊出，桓侯不悦。后五日，扁鹊复见，曰："君有疾在肠胃间，不治将深。"桓侯不应。扁鹊出，桓侯不悦。后五日，扁鹊复见，望见桓侯而退走。桓侯使人问其故。扁鹊曰："疾之居腠理

也，汤熨之所及也；在血脉，针石之所及也；其在肠胃，酒醪之所及也；其在骨髓，虽司命无奈之何。今在骨髓，臣是以无请也。"后五日，桓侯体病，使人召扁鹊，扁鹊已逃去。桓侯遂死。

这段故事也见于《韩非子·喻老》，当事人由齐桓侯变为蔡桓公，病人是谁不重要，对医生怀有偏见则一，所以司马迁感叹：

使圣人预知微，能使良医得早从事，则疾可已，身可活也。人之所病，病疾多；而医之所病，病道少。故病有六不治：骄恣不论于理，一不治也；轻身重财，二不治也；衣食不能适，三不治也；阴阳并，藏气不定，四不治也；形羸不能服药，五不治也；信巫不信医，六不治也。有此一者，则重难治也。

"六不治"当然是站在医生立场，但其中四条都与病人有关。病人位高权重，不尊重医生的判断，自以为是，"骄恣不论于理"，虽良医亦只能退避三舍；迷信巫术，冥顽不化，"信巫不信医"，建议另请高明；视财货超过生命，有经济能力而不愿意付出治疗成本，"轻身重财"，医生也不可能无偿付出；不遵医嘱，饮食无度、冷暖无节，即"衣食不能适"，对此情况，医生最好敬而远之。另两种则是疾病超过治疗能力，"阴阳并，藏气不定"乃是绝症，"形羸不能服药"，虽有良药已经无法下咽，医生力不能及，于是敬谢不敏。

《史记》说仓公"或不为人治病，病家多怨之者"，其中可能也有"六不治"的因素。古代医生社会地位低下，如《礼记》说，祝、史、射、御、医、卜及百工皆属贱民，"出乡不与士齿"。稍稍处置不当，或许有性命之忧。比如宋代王明清《挥麈余话》载名医方毅叔的一则轶事。北宋末年，太守田登的母亲病危，召方毅叔诊治。田登就是那位"只许州官放火，不许百姓点灯"的主角，自然属于"骄恣不论于理"者，所以方毅叔推辞不就。田登威胁说："使吾母死，亦以忧去。杀此人不过斥责。"于是令人将方捆来，并限令三天必须见效，如果不然，则"当诛汝以徇众"。于是方毅叔勉强予以诊疗，给了一些丹药，症状有所缓解。田登很高兴，也不吝惜，"酬以千缗"，放方毅叔归家。谁知没几天田母旧疾复作，再找方毅叔，已经举家搬迁，不知去向，田母遂殂。事后方毅叔透露，田母已是膏肓之际，不过"以良药缓其死耳"。

由此看来，"六不治"更多的是医生自我保护策略，但病人也可能因此失去治疗机会，所以又有"六失"，李时珍引寇宗奭说："病有六失：失于不审，失于不信，失于过时，失于不择医，失于不识病，失于不知药。六失有一，即为难治。"这主要站在病家的立场谈论与医生配合，《本草衍义》说：

> 夫不可治者有六失。失于不审，失于不信，失于过时，失于不择医，失于不识病，失于不知药。六失之中，有一于此，即为难治。非止医家之罪，亦病家之罪也。矧又医不慈仁，病者猜鄙，二理交驰，于病何益？由是言之，医者不可不慈仁，不慈仁则招祸；病者不可猜鄙，猜鄙则招祸。惟贤者洞达物情，各就安乐，亦治病之一说耳。

2）同名异物

名字不过是一个符号，古今人物众多，难免有重名者。曾参杀人的掌故耳熟能详，故李白诗说："曾参岂是杀人者，谗言三及慈母惊。"

　　医家也有重名，传说章太炎为医生题匾，大书"扁鹊第三"四字，旁人不解其意，以为是笔误。太炎笑谓："君不读《史记》乎？"据《史记·扁鹊仓公列传》说："扁鹊者，渤海郡郑人也，姓秦氏，名越人。"张守节《史记正义》云："《黄帝八十一难》序云，秦越人与轩辕时扁鹊相类，仍号之为扁鹊。"原来扁鹊已有先后二人，一为轩辕时名医，一为春秋战国名医，所以章太炎以"扁鹊第三"喻时医之卓著者。

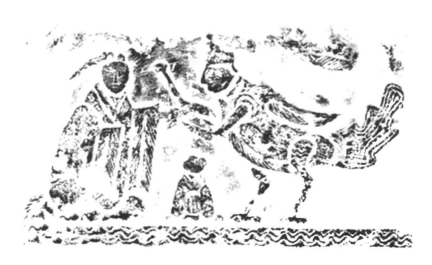

汉代画像石扁鹊施针拓片

　　药物也有重名的情况，通常称作"同名异物"，比如《抱朴子内篇·仙药》说：

　　楚人呼天门冬为"百部"，然自有百部草，其根俱有百许，相似如一也，而其苗小异也。真百部苗似拔揳，唯中以治咳及杀虱耳，不中服食，不可误也。如黄精一名"白及"，而实非中以作糊之白及也。按《本草》药之与他草同名者甚多，唯精博者能分别之，不可不详也。

　　《本草纲目》序例中专门设立《药名同异》，记录五物同名、四物同名、三物同名、二物同名者，比如羌活、鬼臼、鬼督邮、天麻、薇衔皆有别名"独摇草"，即属于五物同名。按，记录药物异名，据《隋书·经籍志》有沙门行矩撰《诸药异名》八卷，宋代郑樵撰《本草成书》，取"诸名物之书所言异名同状，同名异状之实，乃一一纂附其经文，为之注释"，惜皆不传。陈衍《宝庆本草折衷》卷二有《叙名异实同之说》与《叙名同实异之分》两篇，分别讨论同物异名与同名异物现象。李时珍似未见过此书，故仅列出同名异物清单，没有解释说明。

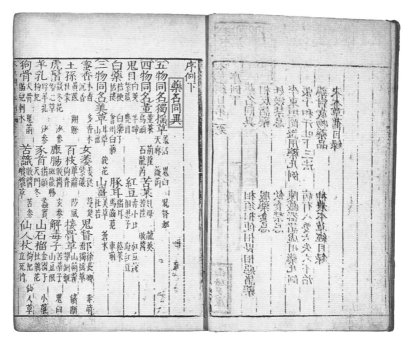

《本草纲目》卷二《药名同异》书影

考据名实为本草研究的重要工作，厘清名称本身的混乱更是研究工作之初阶，结合《本草纲目》的同名异物清单，对此略加介绍。

其一，命名原因造成的混淆。

药名有见于经史书之雅名，有本草书记录之通用名，有民间习用之俗名，虽然种类不同，命名原则可总结者不外乎以下几类：

（1）外观特性。利用颜色、气嗅、形态、滋味等外在特点命名最为常见。如丹参、黄芩，香薷、败酱，牛膝、乌喙、鸢尾，苦参、甘草、五味子等。

（2）功效。可以是直接写状或对使用后果的描述，也可以是功效的引申或夸张。前者如续断、骨碎补、羊踯躅，后者如益母草、墓回头、淫羊藿等。

（3）因人名、掌故得名。如何首乌、刘寄奴、徐长卿、禹余粮、越王余算、天师栗、鹿衔草等。

（4）与生境或产地有关。如泽兰、山茱萸，常山、升麻、川乌等。

（5）正品之拟似，通常加"土"字。如土人参、土牛膝、土当归等。

（6）隐语。如伏龙肝、人言等。

一般而言，以形态特征和功效得名的药物同名异物现象最严重。比如金钱草，应该是因为叶圆如钱得名，《白云仙人灵草歌》咏之："了道与延年，无过访金钱。服食添人寿，干汞兼驻颜。"后来有报告说金钱草能够利胆排石，对胆囊炎、胆结石有效，于是各地纷纷寻找自己的"金钱草"。经植物学家鉴定，四川的金钱草有大小两种，大者是报春花科过路黄，小者为旋花科马蹄金；江苏的金钱草是唇形科活血丹；江西的金钱草是伞形科天胡荽；两广地区的金钱草是豆科广金钱草；甚至还有些其他物种。

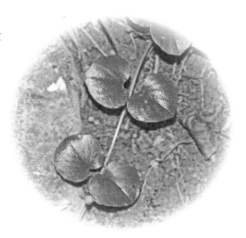

四川的金钱草实景图

李敏 摄

钩吻是有名的毒药，比如《论衡·言毒》说："草木之中有巴豆、野葛，食之凑满，颇多杀人。"其名称即因功效而来，据陶弘景所推测："言其入口则钩人喉吻。"于是下咽即能毙命，或者咽喉部产生强烈不适感的植物，都有可能被称为"钩吻"。

比如《金匮要略·果实菜谷禁忌》云："钩吻与芹菜相似，误食之杀人。"《证类本草》引葛洪方说："钩吻与食芹相似，

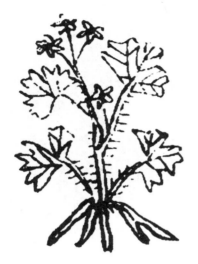

《本草纲目》毛茛图

而生处无他草，其茎有毛，误食之杀人。"这类叶形与芹菜近似的钩吻，应该是毛茛科植物毛茛，与《广雅·释草》说"茛，钩吻也"一致。

文献记载中的一些细节又显示汉代钩吻与魏晋钩吻不是一物。汉代钩吻以两为计量单位，如魏伯阳《周易参同契》云："冶葛、巴豆一两入喉，虽周文兆着，孔丘占相，扁鹊操针，巫咸叩鼓，安能苏之。"魏晋则以尺寸计量，《南州异物志》说："取冶葛一名钩吻数寸。"在古方书中，全草、果实的剂量多以重量计算，而较长的根及根茎、木质藤本、树皮类药材则以长度计量。计量单位的不同，提示魏晋时期药用钩吻除毛茛科钩吻外，还包括其他科属植物，而药用部位则以藤茎或根为主。根据《吴普本草》谓钩吻叶似葛，魏晋时代的钩吻可能是漆树科的毒漆藤，又称"野葛"。《博物志》说曹操耐毒，"习啖野葛，至一尺"者，当是此物。

　　另有一种与黄精相似而"善恶"相反的钩吻，文献记载较多，如《博物志》引《神农经》说："药物有大毒不可入口鼻耳目者，即杀人，凡六物焉，一曰钩吻，似黄精不相连，根苗独生者是也。"又引黄帝问天老："太阳之草名曰黄精，饵而食之，可以长生，太阴之草名曰钩吻，不可食，入口立死。"陶弘景亦云："钩吻别是一草，叶似黄精而茎紫，当心抽花，黄色，初生既极类黄精，故以为杀生之对也。"《本草图经》说："江南人说黄精苗叶稍类钩吻，但钩吻叶头极尖而根细。"这种叶似黄精的钩吻，据《中国高等植物图鉴》记载，当为百部科金刚大，亦称黄精叶钩吻。

　　最有名的钩吻品种为胡蔓草，《南方草木状》云："冶葛，毒草也。蔓生，叶如罗勒，光而厚，一名胡蔓草，置毒者多杂以生蔬进之，悟者速以药

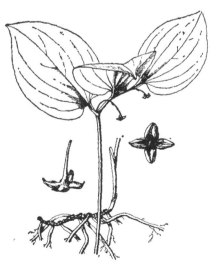

《中国高等植物图鉴》黄精叶钩吻图

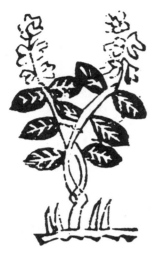

《本草纲目》钩吻图

解，不尔，半日辄死。"胡蔓草的原植物为马钱科胡蔓藤，是各种钩吻中毒性最强烈的一种。胡蔓藤主要分布在两广，《太平御览》"俚"条引《南州异物志》云："广州南有贼曰俚，此贼在广州之南，苍梧、郁林、合浦、宁浦、高凉五郡中央，地方数千里……其处多野葛，为钩挽数寸……"《本草纲目》也说："钩吻即胡蔓草，今人谓之断肠草是也。"《本草纲目》所绘的钩吻即是这种胡蔓藤。

其二，时地因素造成的物种迁移。

同一时间、不同地区、同一药名指代的未必是同一物种，前面所举金钱草是典型例证，古代这种情况亦多。宋代嘉祐年间曾进行大规模药物资源普查，成果汇编为《本草图经》，一个药物名下往往绘有多张图例，比如黄精多达 10 幅图例，显然不是同一物种。

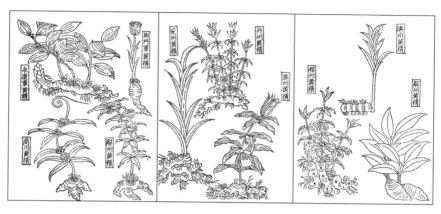

《本草图经》黄精图

不同时期物种变迁更加明显，可以贝母为例。

贝母载于《诗经》，雅名为"蝱"。《鄘风·载驰》"陟彼阿丘，言采其蝱"，毛传云："蝱，贝母也。"又专门说："采其蝱者，将以疗疾。"按照毛传解释，采贝母是为了疗疾，这是贝母入药的最早记载。后世说诗者间亦取此意见，如《朱子集传》云："蝱，贝母也。主疗郁结之疾。"本草家更循此加以发挥。陈承《重广初注神农本草并图经》云："贝母能散心胸郁结之气，殊有功，则《诗》所谓言采其蝱者是也。盖作诗者，本以不得志而言之，今用以治心中气不快，多愁郁者，殊有功，信矣。"

贝母以根的特征得名，"贝"正形容其小根如聚贝状，此即陶弘景说："形似聚贝子，故名贝母。"但其地上部分的形态特征古代却有两说，陆玑《毛诗草木鸟兽虫鱼疏》云："莔，今药草贝母也。其叶如栝楼而细小，其子在根下如芋子，正白，四方连累相著，有分解也。"按照陆玑所形容，这种贝母应该是一种攀援状草本植物，如葫芦科假贝母之类。茎基成鳞茎状，肥厚肉质，乳白色，球形，干燥后表面淡红棕色或暗棕色，稍有凹凸不平，质坚硬，断面角质样，符合"贝子"的特征。

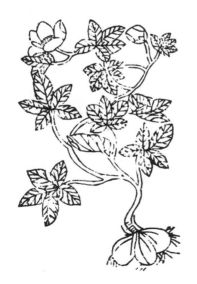

《本草图经》贝母图

葫芦科的这种贝母有继承性，《本草图经》绘有三幅贝母图例，其中图注为"贝母"者，即是葫芦科假贝母。北宋张载有一首咏贝母的诗云："贝母阶前蔓百寻，双桐盘绕叶森森。刚强顾我蹉跎甚，时欲低柔警寸心。"显然也是指此种。可见，直到宋代，葫芦科假贝母也是贝母的来源之一。

至于今天入药的川贝母、浙贝母，都是百合科植物，《本草纲目》金陵本所绘贝母取材于《证类本草》峡州贝母图例，经修饰后的造型更加接近百合科贝母属植物，这应该是明代贝母的主流，"川贝母"之名大约也在此前后出现。

其三，代用品成正品引起名实混淆。

《本草纲目》"二物同名"之后，还有一类是"比类隐名"，从所列药名的构词法来看，是在某一药名前加上限定词而成为另外

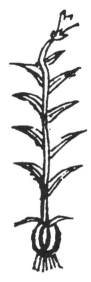

《本草纲目》金陵本贝母图

一物的名称。比如，甜桔梗为荠苨，山牛蒡为大蓟，草续断为石龙刍之类。隐名本身并不构成混淆，牛舌大黄自然不是大黄，胡薄荷有别于薄荷，但一些前置词为"土""野"的隐名，往往是某一地区或某一时代的代用品，随着时代变迁，前置词消失，占用原物种的名字，于是形成同名异物，木香就是这样的典型例子。

木香始载于《神农本草经》，当时所指代的可能是经云南

永昌（今云南省保山市）口岸进口的瑞香科植物沉香，所以《名医别录》木香一名蜜香，据《北户录》卷三引杨孚《交州异物志》云："蜜香，欲取，先断其根，经年外皮烂，中心及节坚黑者，置水中则沉，是谓沉香。"

三国时期吴人万震著《南州异物志》中，既有"木香出日南"，又说："青木香出天竺，是草根，状如甘草。"青木香就可以视为木香的"比类隐名"。木香即是沉香，而言青木香"是草根"，从"状如甘草"来看，似是形容菊科云木香接近木质化的粗壮主根。

从《本草经集注》开始，沉香单独立条，木香则与青木香混为一谈，都指菊科植物青木香。这种青木香在唐代使用量甚大，如《外台秘要》中至少一百个以上的处方用到了青木香，舶来者渐渐不能满足需要，于是有用马兜铃科植物马兜铃的根，或名"独行根"者充作青木香，最初甚保守，只称为"土青木香"，如《新修本草》"独行根"条说：

蔓生，叶似萝摩，其子如桃李，枯则头四开，悬草木上。其根扁长尺许，作葛根气，亦似汉防己，生古堤城旁。山南名

097

《本草纲目》解题

为土青木香，疗疔肿大效，一名兜铃根。

之所以称为"土青木香"，乃与海外舶来的正宗青木香保持距离也。而大约在晚唐，据《开宝本草》"木香"条引"别本注"云："叶似署预而根大，花紫色，功效极多，为药之要用。陶云不入药用，非也。"这就完全以马兜铃根视为正宗的青木香了。

当然宋代的主流文献仍然坚持菊科青木香与马兜铃科土青木香之间的界线，如《本草图经》说："亦有叶如山芋而开紫花者，不拘时月采根芽为药，以其形如枯骨者良。江淮间亦有此种，名土青木香，不堪入药用。"《通志》卷七十五也说："独行根曰云南根，曰兜零根，山南人谓之土青木香，其实曰马兜零。"虽然苏颂说土青木香不堪入药用，而保存在《证类本草》中的《本草图经》所绘海州青木香与滁州青木香的药图其实正是土青木香，即马兜铃。

明代开始马兜铃根就正式取代菊科青木香，成为青木香的正品来源，名称也省去"土"字，径称为青木香了。《本草品汇精要》所绘的青木香就是马兜铃；李时珍虽然了解这一变迁

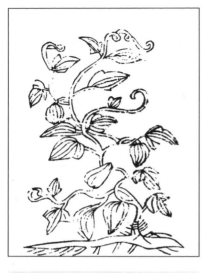

海州青木香

《证类本草》

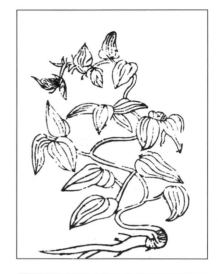

滁州青木香

《证类本草》

沿革，《本草纲目》正文依然以马兜铃根作为青木香。

其四，现代语境下的物种分化。

古代物种观念与现代生物学界、门、纲、目、科、属、种的分类有所不同，许多古代认为是一物者，按照现代概念则是多基源，这种一物多源，本质上也属于同名异物。比如大黄是著名的泻药，《本草经》谓其"破症瘕积聚，留饮宿食，荡涤肠胃，推陈致新"，这应该是蓼科大黄属掌叶组的植物，所含结合型蒽醌口服后具有接触性泻下作用。按照植物学描述，古

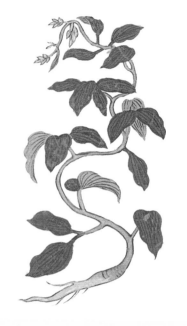

海州青木香图

《本草品汇精要》

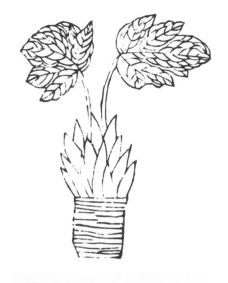

蜀州大黄图

《证类本草》

代本草方书中的大黄至少包括掌叶大黄、鸡爪大黄及药用大黄等多个物种。

与一物多源的情况相反，偶然也有古人认为是两个物种，而现代生物学认为是一种者。比如《本草经》"牛膝"主要来源于苋科植物，从《本草经集注》以来即说牛膝有雌雄两种，陶弘景云："乃云有雌雄，雄者茎紫而节大为胜尔。"此说亦见于《肘后方》卷七："雄牛膝，茎紫色者是也。"《本草图经》亦附和说："此有二种，茎紫节大者为雄，青细者为雌。"《外台

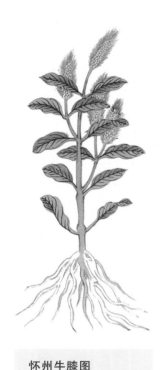

怀州牛膝图

《本草品汇精要》

秘要》卷四十张文仲疗溪毒方亦用到"雄牛膝"。按，苋科植物中色素的变化较为普遍，据研究，在四川有野生的牛膝，植株茎叶呈红色，当地称"红牛膝"，但此植物实际上仍为苋科牛膝，而非别种，此或即陶弘景等所说的"雄牛膝"。

3）用药禁忌

《本草纲目》序例中《相反诸药》《服药食忌》《妊娠禁忌》《饮食禁忌》四题属于用药禁忌，其中重要者是妊娠禁忌和相反诸药。

其一，妊娠禁忌。

清代有一部题为蒲松龄撰的《草木传》剧本，又称《药会图》《草木春秋》，将药物拟人化，情节丰富，全本十回。第三回妖蛇出现，有一段小旦扮白花蛇与正旦扮乌梢蛇的唱念：

【二兴［蛇］相见面白】妹妹今日出洞，有何事干？

【白花蛇唱】我误吃蟹爪甲，伤了胎孕，到今日寻艾叶止漏安胎。

【乌稍［梢］蛇白】妹妹呀，孕妇忌用东西，你就忘了？班（斑）毛水蛭及虻虫，乌头附子配天雄。只（枳）实水银并巴豆，牛夕（漆）槟榔于蜈蚣。三棱芫花

《草木传》书影

代赭射，大戟蝉退黄雌雄。牙皂芒硝牡丹桂，槐花牵牛皂角同。半夏南星与通草，瞿麦干姜桃仁同。硇砂干漆蟹爪甲，莪术大黄俱不行。这就是孕妇忌用的东西，妹妹何不留心？

这一段以妊娠禁忌为中心，依据都是本草方书。白蛇说"我误吃蟹爪甲，伤了胎孕"，据《名医别录》谓蟹爪"主破

胞，堕胎"；又说"寻艾叶止漏安胎"，据《药性论》艾叶"能止崩血，安胎"。

妊娠期间的用药安全性问题，关系母婴健康，历来受到重视。比如孙思邈说："儿在胎日，月未满，阴阳未备，脏腑骨节皆未成足，故自初讫于将产，饮食居处皆有禁忌。"《本草经》在"水银""牛膝""瞿麦""地胆""鼺鼠"等条提到堕胎，《本草经集注》序录"诸病通用药"之"堕胎"条目下列有四十余种药物，这些显然为孕妇所不宜。南宋《卫生家宝产科备要》载有"产前所忌药物歌"，至《本草纲目》始比较完备地总结妊娠禁忌药物，其《妊娠禁忌》名单如下：

乌头	附子	天雄	乌喙	侧子	野葛	羊踯躅
桂	南星	半夏	巴豆	大戟	芫花	藜芦
薏苡仁	薇衔	牛膝	皂荚	牵牛	厚朴	槐子
桃仁	牡丹皮	槐根	茜根	茅根	干漆	瞿麦
蔄茹	赤箭	草三棱	芮草	鬼箭	通草	红花
苏木	麦蘖	葵子	代赭石	常山	水银	锡粉
硇砂	砒石	芒消	硫黄	石蚕	雄黄	水蛭

《本草纲目》卷二《妊娠禁忌》书影

虻虫	芫青	斑蝥	地胆	蜘蛛	蝼蛄	葛上亭长
蜈蚣	衣鱼	蛇蜕	蜥蜴	飞生	蠮虫	樗鸡
蚱蝉	蛴螬	猬皮	牛黄	麝香	雄黄	兔肉
蟹爪甲	犬肉	马肉	驴肉	羊肝	鲤鱼	蛤蟆
鳅鳝	龟鳖	蟹	生姜	小蒜	雀肉	马刀

一共 84 名，究其来源大约可以分为三种情况：一类本草功效中载明堕胎、治产难、下死胎的药物；一类是毒性或偏性剧烈的药物；一类则与民俗禁忌有关。

　　第三类多数涉及食物，比如《草木传》提到的蟹爪甲，除了前面《名医别录》提到的理由外，《杨氏产乳》说："妊娠人不得食螃蟹，令儿横生也。"这就是因为螃蟹横行引出的联想。再如兔肉，陶弘景说："妊娠不可食，令子唇缺。"《千金要方》也说："妊娠食兔肉、犬肉，令子无音声及缺唇。"此显然是先天性唇腭裂，俗称"兔唇"引起的联想，《本草拾遗》说："兔窍有五六穴，子从口出，今怀妊忌食其肉者，非为缺唇，亦缘口出。"这使此禁忌变得更加丰满。

　　其二，相反诸药。

　　《本草经》有七情之说，即单行、相须、相使、相畏、相恶、相杀、相反，除了单行是指单用一物起效，其余都指配伍关系。相恶指配伍后疗效降低，即《本草纲目》说："相恶者，夺我之能也。"相反则是毒性增加，二者都属于不利配伍，故《本草经》说：

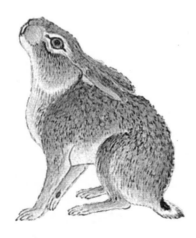

《本草品汇精要》兔图

"勿用相恶、相反者。"

相反的后果显然超过相恶，所以历代重视，乃将《本草经集注》提到的相反药对总结为"十八反"，并编成歌诀以广流传。如明代刘纯《医经小学》中有"十八反歌"，并注释说："本草名言十八反，半蒌贝蔹及攻乌（谓半夏、瓜蒌、贝母、白蔹、白及与乌头相攻）。藻戟遂芫俱战草（海藻、大戟、甘遂、芫花，俱与甘草相反），诸参辛芍叛藜芦（苦参、人参、沙参、玄参、细辛、芍药，俱与藜芦相反。凡汤药丸散中不可合用也。若要令反而吐者，则不忌也）。"

正因为此，《本草纲目》将相反诸药单列条目，除了十八反以外，还增加了河豚反煤炲（煤灰）、荆芥、防风、菊花、桔梗、甘草、乌头、附子，蜜反生葱，柿反蟹。

河豚的表皮、内脏、血液都含有河豚毒素，烹饪时处理不当则致人死命，与是否被煤灰污染，或者同时食用荆芥、防风、菊花、桔梗、甘草等无关。蜜反生葱、柿反蟹则是谬种流传甚久的说法，不妨以蜜反生葱为例，叙述其来龙去脉及影响。

所谓"民以食为天"，饮食禁忌一直是受大众关注度极高

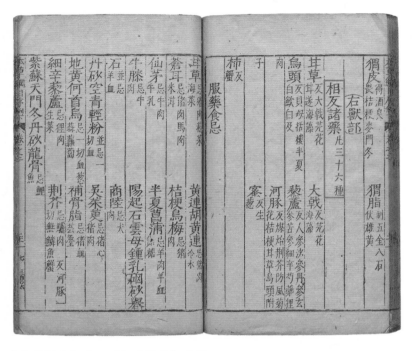

《本草纲目》卷二《相反诸药》书影

的话题，而食物相克最著名的例子首推蜂蜜反葱。鲁迅甚至在
《花边文学·读书忌》中将之拈为话头：

　　记得中国的医书中，常常记载着"食忌"，就是说，某两
种食物同食，是于人有害，或者足以杀人的，例如葱与蜜，蟹
与柿子，落花生与王瓜之类。但是否真实，却无从知道，因为
我从未听见有人实验过。

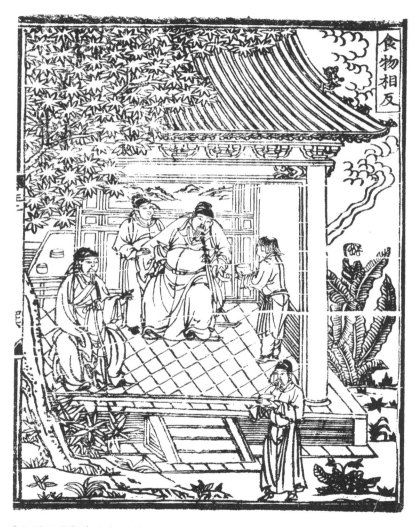

《饮膳正要》食物相反图

　　蜜葱禁忌起源于汉代，目前所见以张仲景《金匮要略》为最早。该书《禽兽鱼虫禁忌并治》篇说："生葱不可共蜜食之，杀人。"又云："食蜜糖后四日内食生葱韭，令人心痛。"其后，如《千金要方·食治》引黄帝云："食生葱即啖蜜，变作下利。"又谓："食烧葱并啖蜜，拥气而死。"《食疗本草》说："切不得与蜜相和，食之促人气，杀人。"《滇南本草》云："忌同蜜吃，吃之杀人，令少腹疼，多吃昏神。"《本草害利》甚至将葱蜜同食称为"甜砒霜"，以状其严重。葱、蜜一起使用引起的后果，各书说法小异，但禁忌则同。所以《本草纲目》总结说："蜜反生葱，生葱忌蜜。"后世医书本草不断重复葱蜜同食有害甚或杀人的论调，却极少在医理上进行阐释。仅见《本草求真》提到："同蜜食如何杀人，以蜜性最胀，葱性最发，同葱则胀益发，而不可解矣，不死何待。"

　　毕竟葱是菜蔬中常见的物类，蜜则是制作丸剂的重要辅料，在禁忌尚未十分流行时，偶然也有同时使用二者的方剂。《本草纲目》也注意到此类情况，在"葱汁"条发明项下李时珍说："又唐瑶《经验方》（治衄血不止），以葱汁和蜜少许服之，亦佳。云邻媪用此甚效，老仆试之亦验。二物同食害人，何以能治此疾，恐人脾胃不同，非甚急不可轻试也。"对此持慎重态度，谓不可轻易尝试。

既然是食物禁忌，还需要观察民众对"蜜葱禁忌"观念的接受。医部典籍的主要读者对象显然不是未经医学训练的普通人士，民众的医药知识除了口耳相传，更来源于易于传诵的歌诀和偏于人文的医学书。

前者如清代《本草诗笺》咏蜜有句："滴水皮珠须熟炼，食同葱苣痢如倾。"《增订十八反歌》说："蜜蜡莫与葱相睹……人若犯之都是苦。"后者如明代俞弁《续医说》，该书卷七《食忌》篇记"葱蜜相反"云："仲景《金匮要略》云：葱与蜜不可同食，食之令人心疼。正德间，嘉兴王姓者因远归，以鱼鲊馈送其姻家，偶因荐筋，食者咸死。或谓其鲊之有毒故也。窃意鲊与蜜安得杀人，造鲊者其中必有葱。盖葱与蜜同食能杀人耳，古人云：蜜罐不可盛鲊，食之致死，岂欺我哉。"正因为此，"蜜葱禁忌"在明清的普及度甚高，此如陆以湉《冷庐医话》所言："葱蜜同食杀人，世皆知之，韭与蜜糖同食亦能杀人，则知之者鲜矣。"

举两例以见民众对蜜葱相反禁忌的接受。

《金瓶梅》第六十一回《西门庆乘醉烧阴户，李瓶儿带病宴重阳》，叙说李瓶儿病危，找了专门看妇科的大夫赵龙岗。赵太医出场，一番装模作样后说"我有一妙方，用着这几味药材，吃下去管情就好"，然后顺口溜样念了一段药方："甘草甘遂与硇砂，藜芦巴豆与芫花，人言调着生半夏，用乌头杏仁天麻。这几味儿齐加，葱蜜和丸只一挝（抓），清辰用烧酒送下。"这个方子中包含若干毒药和中医十八反配伍禁忌（处方中巴豆、乌头、藜芦、芫花、甘遂、生半夏、硇砂都是有毒之品，其中半夏反乌头，甘遂、芫花反甘草皆在"十八反"之列），当然是作者为了营造赵龙岗庸医形象刻意杜撰的，所以何老人对西门庆

《金瓶梅》书影

说："这等药恐怕太狠毒，吃不得。"由此理解处方中"葱蜜和丸只一挝"，影射的自然是葱蜜禁忌。

小说是现实社会的折射，明代真实生活中也有实例。明代罗洪先的《念庵文集》中有一篇《明故饶良士孙烈妇合葬志铭》，表彰一位孙姓女子夫死殉节。文章叙述这位孙节妇自杀经过，有这样的情节："私取葱蜜和饮之，不得死；复计买砒霜食之，为守者所禁，又不得死；已而守者倦，乃就缢室中。"由此见两事：孙烈妇了解蜜葱禁忌，并深信不疑；也用事实证明，禁忌并不成立。

蜜葱禁忌说法之以讹传讹，更可能是这样的原因：有毒之蜜，误用之葱，意外身故而归咎葱、蜜。蜂蜜在普通人概念中是无毒补益之品，但以有毒植物，如乌头、雷公藤、狼毒、羊踯躅、胡蔓藤、马桑等为蜜源获得的蜂蜜，仍含有原植物中的毒性物质，摄入过多照样可引起死亡，这与吃葱与否全无关系。百合科葱属植物几乎都没有毒性，看到一则新闻，说日本北海道一对老年夫妻，误将生长在庭院中的秋水仙当成茖葱烤肉食用，遂发生秋水仙碱中毒，险遭不测。

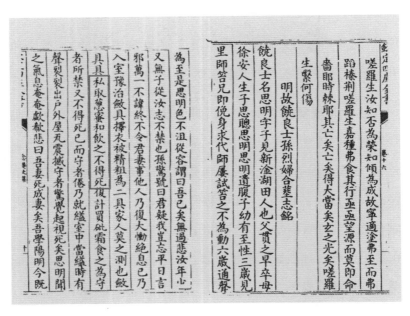

《念庵文集》书影

　　即使葱与蜜都没有问题，观察到的死亡事件，是否就一定与同时食用葱与蜜有关呢？法医学确认死亡原因不仅需要解剖观察，还要提取器官、体液标本进行病理学、毒理学分析。一些疾病确实可以在"看起来好好的"状态下发生死亡；如果恰好事先食用了蜂蜜与葱，又被观察者注意到，再与既往的记录联系在一起，遂有可能被归因于葱蜜禁忌致死而草率结案。

　　针对配伍禁忌，陶弘景在《本草经集注》中告诫说："先圣既明有所说，何可不详而避之。"既然以避之为吉，后人也就在很大程度上失去了通过验证来否定前说的可能性。不仅如此，从传播学的角度来看，"先圣"拥有更大的话语权，流传过程中即使出现不同声音，接受程度较低，难于获得广泛传播，这也是蜜葱禁忌谬种流传至今的重要原因。

2. 分门部类四十八卷

　　"方以类聚，物以群分"的思想产生甚早，《周礼·天官》"以五味、五谷、五药养其病"，郑玄注："五药，草、木、虫、石、谷也。"《尔雅》亦按草、木、兽、山、丘等分部。各论是本草书的主体部分，其中药物的排序方式与著作性质有关。以现代中药学各科著作为例，临床中药学和中药药理学通常按照中医理论分作解表药、清热药、泻下药等章节，中药药剂学按照剂型归类，如固体制剂、液体制剂等；中药鉴定学按照药用部位归类，如根及根茎类药材、全草类药材；天然药物化学则按照化学成分归类，如苯丙素类化合物、醌类化合物、黄酮类化合物、萜类化合物等；若是辞典类著作，通常以药名为序。

《本草经》将药物分为上、中、下三品，论云"上药一百二十种为君，主养命以应天"，"中药一百二十种为臣，主养性以应人"，"下药一百二十五种为佐使，主治病以应地"；三品分类的依据主要是毒性有无，故言上药"无毒，多服久服不伤人"，中药"无毒有毒，斟酌其宜"，下药"多毒，不可久服"；分类目的在于使用方便，即所谓"欲轻身益气不老延年者本上经"，"欲遏病补虚羸者本中经"，"欲除寒热邪气、破积聚、愈疾者本下经"。

《本草经》的分类出发点固然与神仙方士服食有关，但从三品名例来看，其归类目的仍然是为医疗或养生实践活动服务的。尽管《本草经集注》还保留每一味药物的三品属性，而玉石、草木、鸟兽、虫鱼、米谷、果菜的分类，显然方便药学家检读，对希望迅速从书中获得疾病治疗信息的临床医生则不友好。

《本草经集注》以后，主流本草无不以自然属性为一级分类，至《本草纲目》更放弃了药物三品的二级分类学地位，以水、火、土、金石、草、谷、菜、果、木、服器、虫、鳞、介、禽、兽、人十六部为一级分类，其下设更精细的二级分类，如草部又分山草、芳草、湿草、毒草、蔓草等十目，在全书凡例中李时珍说：

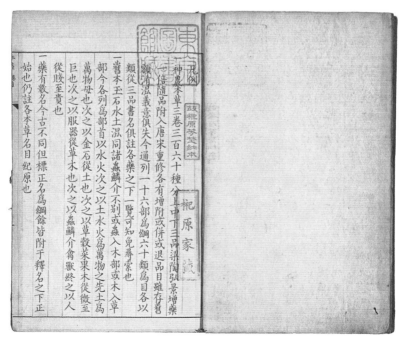

《本草纲目》凡例书影

今各列为部，首以水、火，次之以土。水、火为万物之先，土为万物母也。次之以金、石，从土也。次之以草、谷、菜、果、木，从微至巨也；次之以服器，从草木也。次之以虫、鳞、介、禽、兽，终之以人，从贱至贵也。

《本草纲目》说："今通列一十六部为纲，六十类为目，各以类从。"基本按照从非生物到生物，从植物到动物，从低等到高等的逻辑排序，初具进化论雏形，更因为分类详明，故得有"16世纪中国百科全书"之誉。今将十六部整合为矿物、植物、动物三类逐一介绍，而服器部则附在植物类中简略讨论。

1）矿物类：卷五至卷十一

前代本草将矿物药笼统归为玉石部，《本草纲目》认为"旧本玉、石、水、土混同"，乃析分为水、火、土、金石四部。

其一，万物之先。

《本草纲目》凡例说："水、火为万物之先，土为万物母也。"各论以水部、火部、土部为序，乃出于术数家的讲究。如唐末五代道书《太白经》说："道生一，一生二，二生三，三生万物。又曰：

一者，水，二者，火，三者，木。此三者能成万物，万物者土也。"

水部

天一生水，故水"冠五行之首，为万物之先"。《本草纲目》水部下分天水、地水两个子目，前者为"雨露霜雪"，后者指"海河泉井"。按照现代观念，水为构成生命活动所必须，药物学多作为调配或提取用的溶剂，本身并无更多讨论余地，其中几个特别名词可以稍作解释。

半天河载于《名医别录》，据陶弘景注释："此竹篱头水也，及空树中水，皆可饮，并洗诸疮用之。"应该是指积聚在树洞等处

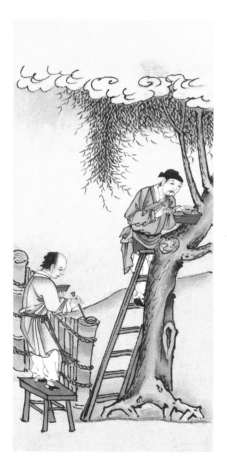

《补遗雷公炮制便览》半天河图

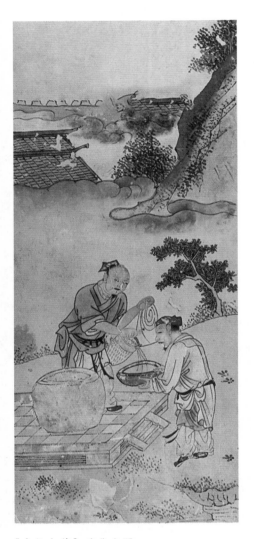

《食物本草》井华水图

的雨雪水，因为不上不下而得名。《史记·扁鹊仓公列传》中长桑君以怀中药给扁鹊，说："饮是以上池之水，三十日当知物矣。"司马贞索隐引旧说云："上池水谓水未至地，盖承取露及竹木上水，取之以和药，服之三十日，当见鬼物也。"《本草纲目》据此以上池水为半天河之别名。

经史文献中经常出现的井华水，据《嘉祐本草》说，"此水井中平旦第一汲者"，炼丹家说此水最宜服长生药，故张耒句"平明呼童汲井华"，白居易诗"每日将何疗饥渴，井华云粉一刀圭"也。

地浆是古代重要的解毒剂，《名医别录》谓"主解中毒烦闷"，陶弘景说："此掘地作坎，以水沃其中，搅令浊，俄顷取之，以解中诸毒。"地浆解毒，利用的是类似活性炭吸附作用，减少胃肠道中毒物的进一步吸收。地浆古代应用甚多，如《茅亭客话》说：

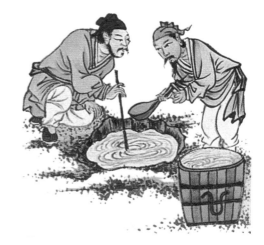

《本草品汇精要》地浆图

淳化中有民支氏，于昭觉寺设斋寺僧，市野甚有黑而斑者，或黄白而赤者为斋食，众僧食讫悉皆吐泻，亦有死者。至时有医人急告之曰：但掘地作坑，以新汲水投坑中搅之澄清，名曰地浆，每服一小盏，不过再三，其毒即解。当时甚救得人。

水部还收载有浆水，这是沿袭《嘉祐本草》而来。浆水是古代常见饮料，如《东京梦华录》说："又生葱、韭、蒜、醋各一堞。三五人共列浆水一桶，立杓数枚。"《本草品汇精要》记其做法："于清明日用仓黄粟米一升，淘净下锅内，以水四斗，入酒一钟，煎至米开花为度，后将柳枝截短一大把，先内坛中，然后贮浆水于内，以苎布封口，使出热气，每日用柳条搅一次，如用去，旋加米汤，仍前搅用之。"由此看来，浆水其实是米浆的发酵物，宜与酒一样列入谷部。

《食物本草》浆水图

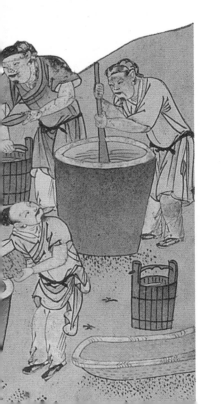

火部

李时珍说："火者，五行之一，有气而无质，造化两间，生杀万物，显仁藏用，神妙无穷，火之用其至矣哉。"火部除了灯花出自《本草拾遗》外，其余皆是《本草纲目》新增。

火部之阴火、阳火、燧火皆是形而上的阐释，无关于临床；艾火、神针火、火针、灯火与针灸术有关；桑柴火、炭火、芦火等是加热源，依不同燃料分类；烛烬其实应该归在服器部，属于人类生活用品。

灯花则稍显另类，单独说明。古代以油灯为主要照明工具，动物油脂、植物油脂，以及石油都可以作为燃料，另需要灯芯作引，燃点发光。灯花有两说，一说为灯芯燃点过程中爆燃迸发出的火花，卜者谓主家有喜事，比如杜甫诗"灯花何太喜，酒绿正相亲"；一说为了保持照明，需要将未完全燃烧的灯芯剪除，剪下部分即是灯花，如郑谷诗"东邻舞妓多金翠，笑剪灯花学画眉"。从本草药用来看，所指应该是后者。

其二，万物之母。

李时珍说："土者，五行之主，坤之体也。"土部共六十一种药物，不分子类。

《本草经》白垩、冬灰两药在此部。据《说文》"垩，白涂也"，段玉裁说："涂白为垩，因谓白土为垩。"这种白垩当是白色高岭石一类，与金石部五色石脂中的白石脂同一来源。冬灰即是草木灰，主要成分为碳酸钾，因为具有弱碱性，故可以用来洗涤衣物。《礼记》云："冠带垢和灰请漱，衣裳垢和灰请浣。"陶弘景说："此即今浣衣黄灰尔，烧诸蒿藜，积聚炼作之。"尽管各种草木都可以作灰，但《本草经》以藜灰为冬灰的

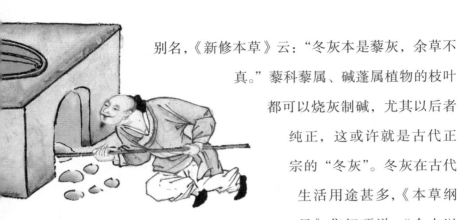

《补遗雷公炮制便览》冬灰图

别名，《新修本草》云："冬灰本是藜灰，余草不真。"藜科藜属、碱蓬属植物的枝叶都可以烧灰制碱，尤其以后者纯正，这或许就是古代正宗的"冬灰"。冬灰在古代生活用途甚多，《本草纲目》集解项说："今人以灰淋汁，取碱浣衣，发面令暄，治疮蚀恶肉，浸蓝靛染青色。"

土部中有"乌爹泥"，为《本草纲目》新收载，别名乌叠泥、孩儿茶，李时珍说："乌爹或作乌丁，皆番语，无正字。"集解项说：

乌爹泥，出南番爪哇、暹罗、老挝诸国，今云南、老挝暮云场地方造之，云是细茶末入竹筒中，紧塞两头，埋污泥沟

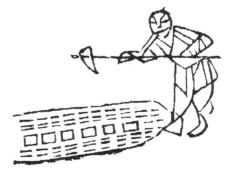

《食物本草会纂》孩儿茶图

中，日久取出，捣汁熬制而成。其块小而润泽者为上，块大而焦枯者次之。

这其实是用豆科植物儿茶的枝叶制作成的煎膏，含有大量鞣质，用作收敛剂，亦可以制革。原产东南亚和南亚部分地区，元代汪大渊《岛夷志略》最早记载此物，云："孩儿茶又名乌爹土，又名胥实失之，其实槟榔汗也。"因为出产于异邦，遂有各种传说，比如《五杂组》说：

药中有孩儿茶，医者尽用之而不知其所自出，历考《本草》诸书亦无载之者。一云出南番中，系细茶末，入竹筒中紧塞两头，投污泥沟中，日久取出，捣汁熬制而成。一云即是井底泥炼之，以欺人耳。番人呼为"乌爹泥"，又呼为"乌叠泥"，俗因治小儿诸疮，故名"孩儿茶"也。

《香乘》"孩儿香"条说：

一名孩儿土，一名孩儿泥，一名乌爹泥。按，此香乃乌爹国蔷薇树下土也。本国人呼曰"海儿"，今讹传为"孩儿"。盖蔷薇开花时，雨露滋沐，香滴于上，凝结如菱角块者佳。

应该都是根据《本草纲目》记载进一步演化出来的传说版本。其实乌爹泥是泰米尔语的对音，孩儿茶则是梵语的译音（见苏继庼《岛夷志略校释》），既非"泥"，也非"茶"，《本草纲目》将其安排在土部是不妥当的。

其三，金石部。

旧本草玉石部的主体部分都被归入金石部，故数量庞大，《本草纲目》分为金、玉、石、卤四个子目。

金类

金类主要有单质金、银、铜、铁、锡、铅等，以及部分氧化物如密陀僧、铁锈，盐类如铜青，人工合成品如铅丹与粉锡，另有如古镜、古文钱、铜弩牙、诸铜器、诸铁器等，属人类生活用品。

Ⅰ　金有毒与银试毒

金主要指单质金，古代以沙金为主，陶弘景说："出水沙中，作屑，谓之生金。"《名医别录》注明"有毒"，金是性质稳定的金属元素，常规溶剂几乎不能溶解，皮肤接触也很难吸收，一般而言不应该被认为有毒，所以《本草衍义》说："生金有毒，至于杀人，仍为难解。"但一直流传"吞金自杀"的说法，一般认为，如果真的是因为"吞金"引起死亡，可能的原因是黄金比重大，通过胃肠道困难，造成消化道穿孔、腹膜炎等致死。《本草纲目》也认为金屑有毒，并举例："晋贾后饮金屑酒而死，则生金有毒可知矣。"又针对服金长生的观念，批判说："岂知血肉之躯，水谷为赖，可能堪此金石重坠之物久在肠胃乎？求生而丧生，可谓愚也矣。"

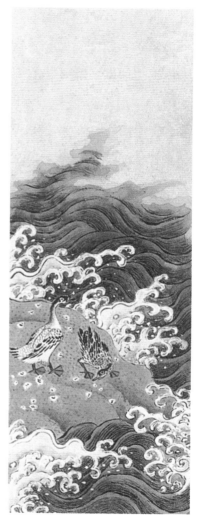

《本草品汇精要》益州金屑图

银亦名白金，指单质银。《本草纲目》说："银本无毒，其毒则诸物之毒也。今人用银器饮食，遇毒则变黑；中毒死者，亦以银物探试之，则银之无毒可征矣。"一直流传银器验毒的说法即本于此，故习惯用银制作食器，一说遇毒变黑，一说能解毒。按，银器变黑主要是与硫形成黑色的硫化银；古代砒霜是常见毒药，因为条件所限，生产的砒霜纯度通常不高，所含单质硫遇银器变黑；所以银器验毒确有其事，但所检验的仅仅局限于不纯的砒霜，对其他毒性物质几乎没有鉴别能力。至于"解毒"的说法，很可能是基于"验毒"衍生出来的作用，但微量的银离子其实具有消毒杀菌作用，能够吸附液体中的细菌，使细菌的酶失活，从而杀菌。

Ⅱ 铅丹与粉锡

《本草纲目》引《土宿真君本草》说："金公变化最多，一变而成胡粉，再变而成黄丹，三变而成密陀僧，四变而为白霜。"基本概括了古人炼丹时的铅化学反应。胡粉即粉锡，化学式为碱式碳酸铅，颜色白腻，通常作为绘画用的白色颜料和化妆品；黄丹即铅丹，其成分为红紫色的四氧化三铅；密陀僧是黄色至橘红色的氧化铅；白霜即铅霜，为白色的醋酸铅。

铅丹与粉锡都是古代炼丹家的成果。陶弘景说，铅丹"画用者，俗方亦稀用"。铅丹用作颜料，张彦远《历代名画记》提到"蜀郡之铅华"，注释云："黄丹也，出本草。"研究证实秦始皇陵墓兵马俑上面涂饰的红颜料就是铅丹。铅丹除了药物用途以外，还是制作铅膏药（油酸铅）的重要原料。《肘后备急方》卷八有"成膏"，其是用麻油在铁铛中以熬黄丹，渐成稠膏，用来作龋齿的填充剂，这应该是铅膏药的前身。

粉锡在古代儿科处方中用之甚多，以《本草纲目》为例，

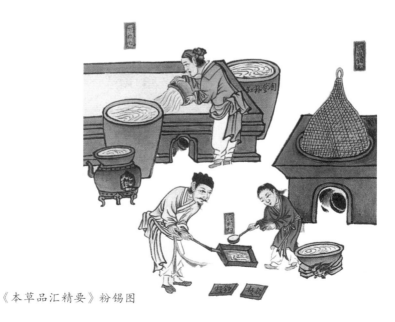

《本草品汇精要》粉锡图

治疗小儿脾泄不止，"红枣二十个去核，将官粉（粉锡）入内，以阴阳瓦焙干，去枣研粉。每服三分，米汤下"；治疗小儿无辜疳，下痢赤白（小儿不明原因的疳积、腹泻），"胡粉熟蒸，熬令色变，以饮服半钱"；治疗小儿夜啼哭，"水服胡粉三豆大，日三服"；外用则有小儿耳疮、小儿疳疮、小儿舌疮、小儿丹毒等。这些都可能造成亚急性或慢性铅中毒，儿童发育迟缓、智力低下、贫血、肾功能损害等。除粉锡外，铅丹、密陀僧也是如此，需要引起重视。

玉类

按照李时珍的意见："其精为金为玉，其毒为矾为砒。"《说文》"玉，石之美者"，应该是美石的泛称，并不一定特指今天矿物学概念的玉石。故玉类主要以硬度高而性质稳定的宝石类矿石为主，如玉、青玉、玛瑙、宝石、水晶、白石英、紫石英；也有少数人工制成品，如玻璃、琉璃；还有珊瑚是珊瑚虫的外骨骼，其中青琅玕可以稍作讨论。

先秦文献中"璆琳琅玕"常相连并，《尔雅·释地》云："西北之美者，有昆仑虚之璆琳、琅玕焉。"琅玕与璆琳一样，皆指美玉、美石。

汉魏琅玕多作饰品,《急就篇》"系臂琅玕虎魄龙";张衡《四愁诗》"美人赠我青琅玕,何以报之双玉盘";三国曹植《美女篇》"头上金爵钗,腰佩翠琅玕"。这种用作佩饰的琅玕多为珠状,《说文》云:"琅,琅玕,似珠者。"《禹贡》"璆琳琅玕"句,孔安国传:"琅玕,石而似珠者。"郑玄注:"琅玕,珠也。"郭璞注《尔雅》也说:"琅玕,状似珠

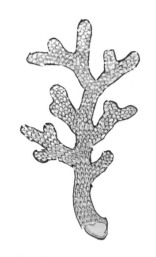

《补遗雷公炮制便览》青琅玕图

也。"既明汉代的琅玕是珠或珠状物,则与《本草经》青琅玕"一名石珠",《名医别录》"一名青珠"相合,所指应是同物。不仅如此,《本草经》又说青琅玕"生蜀郡平泽",检《初学记》卷二十七引《华阳国志》云:"广阳县,山出青珠。"广阳县约在今四川茂县、汶川一带。左思《蜀都赋》也言岷山出产"青珠黄环",皆与《本草经》吻合。与青珠性状特征最接近的矿物是绿松石,而如章鸿钊《石雅》所注意者,此石非四川所产,故章鸿章以绿青(孔雀石)为青珠,即青琅玕。其说可参。

　　唐代的青琅玕既非绿松石，也非绿青，而是琉璃。《新修本草》云："琅玕乃有数种色，是琉璃之类，火齐宝也。且琅玕五色，其以青者，入药为胜。"《急就篇》颜师古注："琅玕，火齐珠也。"故《嘉祐本草》将《本草拾遗》之"琉璃"，《日华子本草》之"玻璃"附录此条。

　　《本草图经》又不以《新修本草》之论为然，而以珊瑚为青琅玕。苏颂引《异鱼图》云："琅玕青色，生海中。云海人于海底以网挂得之，初出水红色，久而青黑，枝柯似珊瑚而上有孔窍如虫蛀，击之有金石之声，乃与珊瑚相类。"所绘青琅玕药图即是珊瑚。《本草纲目》遵用其说，乃将《本草拾遗》"石栏干"（珊瑚）并入"青琅玕"条。

石类

　　金石部中又以石类为大宗，在《本草纲目》中占用两卷篇幅，种类繁多。大致可分汞及其化合物如水银、丹砂等，砷化合物如雄黄、雌黄、礜石、砒石等，铁矿石如磁石、代赭石、禹余粮等，铜盐如空青、曾青、石胆等，碳酸盐类矿物如方解石、理石、钟乳石等，能源类矿物如石脑油、石炭等，高岭土类矿物如五色石脂。

Ⅰ 金丹毒性祛魅

虽然汉代《古诗十九首》已经嘲笑"服食求神仙，多为药所误"，但直到明代服丹的风气也没有绝迹，宫廷和王府皆信任术士，烧丹炼汞，一派乌烟瘴气。

本草著作有继承性，所以《本草纲目》仍然记录《本草经》说，丹砂"身体五脏百病，养精神，安魂魄，益气明目，杀精魅邪恶鬼。久服通神明不老"，水银"久服神仙不死"；引用唐慎微的意见说灵砂（人工合成的硫化汞）"久服通神明不老，轻身神仙，令人心灵"。"丹砂"条的附方第一项即是"服食丹砂"，引用《太上玄变经》中的三皇真人炼丹方，说长期坚持服用则"一月三虫出，半年诸病瘥，一年须发黑，三年神人至"。

尽管存在局限性，但李时珍对服丹的危害也有所警惕，他在"丹砂"条专门指出："叶石林《避暑录》载，林彦振、谢任伯皆服伏火丹砂，俱病脑疽死。张杲《医说》载，张悫服食丹砂，病中消数年，发鬓疽而死。皆可为服丹之戒。"又在"水银"条说：

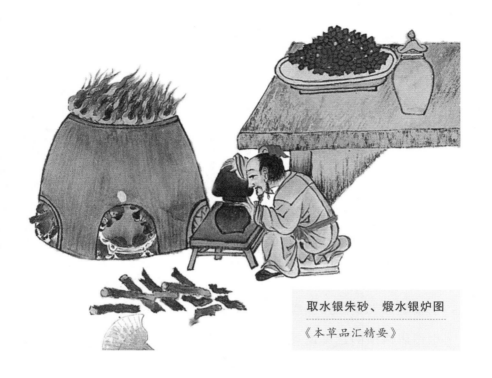

取水银朱砂、煅水银炉图
《本草品汇精要》

　　水银乃至阴之精，禀沉着之性。得凡火煅炼，则飞腾灵变；得人气熏蒸，则入骨钻筋。绝阳蚀脑。阴毒之物无似之者。而大明言其无毒。《本经》言其久服神仙，甄权言其还丹元母，《抱朴子》以为长生之药。六朝以下贪生者服食，致成废笃而丧厥躯，不知若干人矣。方士固不足道，本草其可妄言哉？

　　李时珍还说："水银但不可服食尔，而其治病之功，不可掩也。"认识水银的毒性而不否定其治疗作用，确属难能可贵。

Ⅱ 石膏名实解纷

本草中石膏与长石、理石、方解石相混淆，《本草经集注》以来聚讼纷纭，莫衷一是。关于石膏的名实争论至明代才逐渐平息。《本草纲目》集解项李时珍在引录综述各家意见后，有解纷之论说：

石膏有软、硬二种。软石膏，大块生于石中，作层如压扁米糕形，每层厚数寸。有红白二色，红者不可服，白者洁

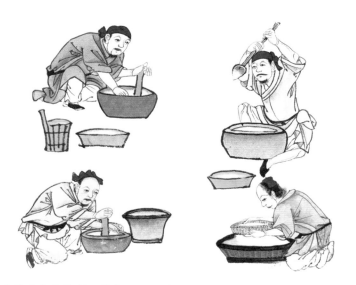

《补遗雷公炮制便览》炮制石膏图

净，细文短密如束针，正如凝成白蜡状，松软易碎，烧之即白烂如粉。其中明洁，色带微青，而文长细如白丝者，名理石也。与软石膏乃一物二种，碎之则形色如一，不可辨矣。

硬石膏，作块而生，直理起棱，如马齿坚白，击之则段段横解，光亮如云母、白石英，有墙壁，烧之亦易散，仍硬不作粉。其似硬石膏成块，击之块块方解，墙壁不明者，名方解石也，烧之则姹散亦不烂。与硬石膏乃一类二种，碎之则形色如一，不可辨矣。

自陶弘景、苏恭、大明、雷敩、苏颂、阎孝忠皆以硬者为石膏，软者为寒水石；至朱震亨始断然以软者为石膏，而后人遵用有验，千古之惑始明矣。盖昔人所谓寒水石者，即软石膏也；所谓硬石膏者，乃长石也。石膏、理石、长石、方解石四种，性气皆寒，俱能去大热结气；但石膏又能解肌发汗为异尔。理石即石膏之类，长石即方解之类，俱可代用，各从其类也。今人以石膏收豆腐，乃昔人所不知。

其说与今之软石膏、硬石膏相合，硬石膏为无水硫酸钙，在适当地质条件下可转化成软石膏即含有结晶水的硫酸钙。

卤石类

卤石类主要是各种可溶性盐，如食盐（氯化钠）、芒硝（硫酸钠）、硝石（硝酸钾）、硼砂（硼酸钠）、硇砂（氯化铵）等，以及矾类矿物（金属的硫酸盐），石硫黄是单质硫，且不溶于水，收入本类则有些突兀。

2）植物类：卷十二至卷三十八

古代药物主要来源于动、植、矿三类，以植物为大宗。《说文》："药，治病草也"；"毒，厚也，害人之草往往而生。"这里的"草"应该是植物类的泛指，本草之名即由此而来。《蜀本草》说："药有玉石、草木、虫兽，直云本草者，为诸药中草类最多也。"按照现代生物学，植物分被子植物、裸子植物、苔藓植物、蕨类植物、藻类植物，古人则通过大体观察将其分为木本、草本两类，将食用植物单列为谷、菜、果类，所以《本草纲目》十六部中属于植物类的有草、谷、菜、果、木五部。真菌本是与植物并列的生物种类，古人称作"芝栭"，因为可以食用，《本草纲目》安排在菜部中。

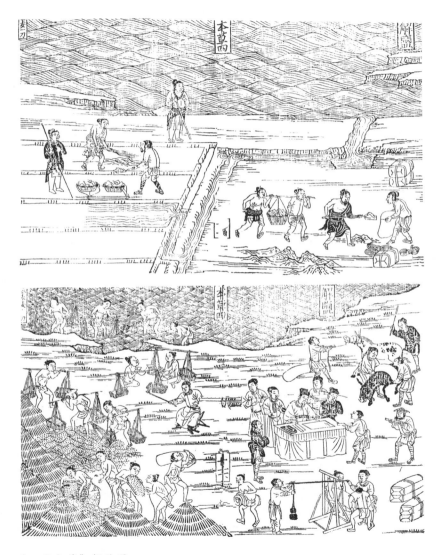

《证类本草》解盐图

其一，草部。

《本草纲目》卷十二至卷二十一为草部，药物占比最高，分为十类。李时珍说："除谷、菜外，凡得草属之可供医药者六百一十种，分为十类：曰山，曰芳，曰隰，曰毒，曰蔓，曰水，曰石，曰苔，曰杂，曰有名未用。"可以简单归类：山草、隰草、水草大致与植物学之中生植物、湿生植物、水生植物相对应；苔草主要是苔藓、地衣类；蔓草主要是蔓生草本；石草主要是附石而生的植物；芳草指植株含有芳香物质的物种；毒草则根据其生理活性，大多数是指有毒植物；杂草与有名未用可以算作"其他"。

陆生植物与水生植物

古人认识的植物中，陆生植物占多数。《本草纲目》将陆生草本植物分为山草与隰草两类，隰指低湿之地，山与之相对，指高处，这应该是从《诗经》"山有榛，隰有苓"的句式而来。

山草以中生植物为主，数量最多，在《本草纲目》中占两卷，常见药物如黄芪、人参、沙参、黄连、黄芩都在此类，但其中如甘草、肉苁蓉则属于旱生植物。隰草主要是湿生植物，如菊科蒿属植物、蓼科蓼属植物等，但麻黄明显属于旱生植物亦归入隰草，则是谬误。水草主要是水生植物，包括挺水植物如菖蒲、菰，浮叶植物如莕菜、蘋，沉水植物如水藻、海藻，水缘植物如泽泻、香蒲等。此外，收入《本草纲目》的蔓草多数是中生植物，也可以在此项下讨论。故选术、荭草、莕菜、麻黄、忍冬为代表性物种略加介绍。

I 术

术载《本草经》，今用有白术和苍术两类，都是菊科植物。《尔雅·释草》"术，山蓟"，郭璞注："今术似蓟而生山中。"古书所称"蓟"一般指菊科蓟属或刺儿菜属或飞廉属植物，比如大蓟、小蓟之类。白术、苍术来源于菊科苍术属，称为"山蓟"，乃是与平原所生的蓟有所区别的意

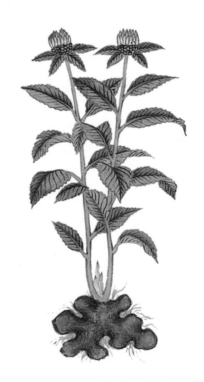

《本草品汇精要》商州苍术图

思。所以《本草纲目》将术归为山草，而以大蓟、小蓟为隰草。

《尔雅·释草》中"薜，山蕲"，"菺，山莓"应该也是类似情况。

Ⅱ　荭草

《诗经》"山有乔松，隰有游龙"，毛传说："龙，红草也。"陆玑《毛诗草木鸟兽虫鱼疏》解释说："一名马蓼，叶大而赤色，生水中，高丈余。"荭草即蓼科植物红蓼，是标准的湿生植物，陶弘景说："此类甚多，今生下湿地，极似马蓼，甚长大。《诗》称隰有游龙，注云：荭草，郭景纯云：即笼古也。"李时珍释名说："此蓼甚大而花亦繁红，故曰荭，曰鸿。鸿亦大也。《别录》有名未用草部中有天蓼，云一名石龙，生水中。"故

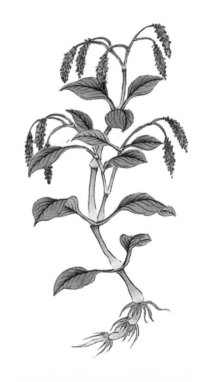

荭草图

《本草品汇精要》

《本草纲目》将其安排在隰草类。

Ⅲ　莕菜

莕菜亦称凫葵，即《诗经》"参差荇菜，左右流之"者，是标准的水生植物。《本草图经》说：

> 凫葵，即莕菜也。旧不著所出州土，云生水中，今处处池泽皆有之。叶似莼，茎涩，根甚长，花黄色，水中极繁盛。谨按《尔雅》莕，谓之接余，其叶谓之苻。郭璞以为丛生水中，叶圆在茎端，长短随水深浅。江东人食之。《诗·周南》所谓参差荇菜是也。陆机云：白茎，叶紫赤色，正圆，径寸余，浮在水上，根在水底，大如钗股，上青下白，煮其白茎，以苦酒浸脆美，可以按酒。

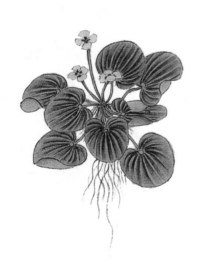

《本草品汇精要》凫葵图

《本草纲目》也描述说："莕与莼，一类二种也。并根连水底，叶浮水上。其叶似马蹄而圆者，莼也；叶似莼而微尖长者，荇也。夏月俱开黄花，亦有白花者。结实大如棠梨，中有细子。"此为龙胆科植物荇菜。

Ⅳ 麻黄

麻黄载《本草经》，武威医简亦有使用，《伤寒杂病论》用之尤多。《本草经》谓其功能"发表出汗，止咳逆上气"，在使用上，陶弘景提出"先煮一二沸，去上沫，沫令人烦"，以上描述正与麻黄碱发汗、平喘、中枢兴奋及心血管活性作用相吻合，由此知古用麻黄即是含麻黄碱的麻黄科麻黄属植物。

麻黄是标准的旱生植物，叶退化为膜质鞘状，茎革质，以减少水分散失，麻黄的地理分布也随年降水量的增多而减少。20 世纪 20 年代以来，新疆罗布泊地区考古发掘数百座 3 000 年前墓葬，其中多数

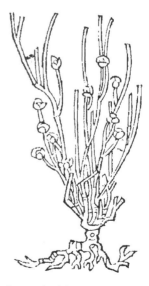

《证类本草》同州麻黄图

都有麻黄作为陪葬品，此可见其历史之悠久。从本草记载来看，《新修本草》说："郑州、鹿台及关中沙苑河旁沙洲上太多。"段成式《酉阳杂俎》续集卷九最早描述麻黄的植物形态："麻黄茎端开花，花小而黄，簇生，子如覆盆子，可食。至冬枯死如草，及春却青。"按，麻黄的种子呈浆果状，假花被发育成革质假种皮，包围种子，最外面为红色肉质苞片，多汁可食，俗称"麻黄果"，在常见麻黄属植物中，唯有草麻黄的雌球花单生枝顶，最与段成式说"茎端开花"相符，其余各种花皆生于节上。

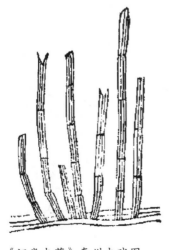

《证类本草》秦州木贼图

综上情况，麻黄古今品种并没有显著变化，作为植物学意义的旱生植物，将其安排在山草类亦无不妥，而《本草纲目》却将其列在卷十五隰草类木贼之前，显然不妥。木贼为木贼科植物，如《本草图经》说，木贼"所生山谷近水地有之"，为湿生植物。其植物形态与麻黄相似，《本草纲目》说："丛丛直上，长者二三尺，状似凫茈苗及棕心草，而中空有节，又似麻黄茎而稍粗，无枝叶。"由此知李时珍完全不了解麻黄的植物学特性，因为植株性状与木贼有相似之处，于是就与木贼一起放在了隰草类。

V　忍冬

金银花古称忍冬，载见《名医别录》，陶弘景注："今处处皆有，似藤生，凌冬不凋，故名忍冬。"金银花之得名，《苏沈良方》解说甚详：

忍冬叶尖茎圆生，茎叶皆有毛，田野篱落处处有之。两叶对生，春夏新叶稍尖而色嫩绿柔薄，秋即坚厚色深而圆，得霜则叶卷而色紫，经冬不凋。四月开花，极芬芳可爱，似茉莉、瑞香，初色白，数日变黄，

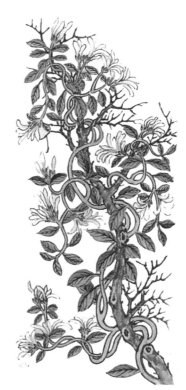

忍冬图

《本草品汇精要》

每黄白相间，故一名金银花。花开曳蕊数茎如丝，故一名老翁须、一名金钗股。

《本草纲目》集解项李时珍说："忍冬在处有之。附树延蔓，茎微紫色，对节生叶。叶似薜荔而青，有涩毛。三四月开花，长寸许，一蒂两花二瓣，一大一小，如半边状，长蕊。花初开者，蕊瓣俱色白；经二三日，则色变黄。新旧相参，黄白相映，故呼金银花，气甚芬芳。四月采花，阴干；藤叶不拘时采，阴干。"所刻画的都是忍冬，或同属近缘植物。《本草纲目》中蔓生草本为单独一类，金银花可算作标准的"蔓草"。

蕨类植物、苔藓植物与藻类植物

相对于种子植物，蕨类植物、苔藓类植物和藻类植物较为低等。《本草纲目》石草类中的骨碎补、石韦、金星草、石长生都是蕨类植物，此外，山草类中的狗脊、贯众，隰草类中的木贼，苔草类中的卷柏、玉柏、石松等也是蕨类植物。收入《本草纲目》的苔草类主要还是苔藓类植物，如干苔、石蕊、地衣、垣衣等，其中也包括其他物类，如陟厘为藻类植物，马勃为真菌类。

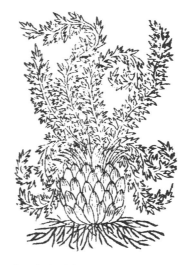

《证类本草》淄州贯众图

此三类植物中，蕨类植物入药较多，以贯众为例略加介绍。

《本草经》贯众列下品，经云："味苦、微寒，有毒。主治腹中邪热气，诸毒，杀三虫。一名贯节，一名贯渠，一名百头，一名虎卷，一名扁符。"记载虽然简略，但仍有线索可寻。据《本草经》"一名虎卷"，森立之《本草经考注》云："卷即拳假借，初生叶似屈手形而毛茸耸然，故名曰虎卷也。"按《尔雅翼》云："蕨生如小儿拳，紫色而肥。"《埤雅》云："蕨状如大雀拳足，又如人足之蹶也。"与"虎卷"一样，都是在描述蕨类植物幼叶卷曲的特殊形态，由此确定《本草经》贯众为蕨类植物应无问题。

不仅如此，在《本草经》中，贯众有别名"百头"，这与另一味可以肯定为蕨类植物的狗脊在《本草经》中别名"百枝"一样，也是形容其叶簇生的状态。此即如李时珍在《本草纲目》中所说："其根一本而众枝贯之，故草名凤尾，根名贯众、贯节、贯渠。"但其品种无法确考。

奇怪的是，魏晋文献所称的"贯众"似为一种种子植物。如《名医别录》说贯众的花"疗恶疮，令人泄"，同时代的《吴普本草》也说："贯众叶青黄，两两相对，茎黑毛聚生，冬夏不死，四月华白，七月实黑，聚相连卷旁行生。三月、八月采根，五月采叶。"这就显然不是蕨类植物了。

但从《本草经集注》开始，蕨类植物再次成为药用贯众的主流。陶弘景说："贯众近道亦有，叶如大蕨，其根形色毛芒全似老鸱头，故呼为草鸱头也。"叶似大蕨，即作多回羽状分裂，正为后世文献说贯众叶如凤尾，埋下了伏笔。

《本草纲目》集解项李时珍说："贯众，多生山阴近水处。数根丛生；一根数茎，茎大如箸，其涎滑；其叶两两对生，如狗脊之叶而无锯齿，青黄色，面深背浅；其根曲而有尖嘴，黑须丛簇，亦似狗脊根而大，状如伏鸱。"从"如狗脊之叶而无锯齿"来看，这一品种有可能是指紫萁科植物紫萁。

芳香植物与有毒植物

I　芳香植物

芳草主要是气味芳香的草本植物，主要来源于伞形科、唇形科、菊科和姜科；毛茛科的牡丹、芍药，以及木犀科茉莉，根茎叶都没有明显的香味，归入芳草应该是花朵的缘故；豆科补骨脂完全没有香味，或许因为《本草图经》提到其"叶似薄荷"，遂被归为芳草。本类植物从水分依赖性而言，多数是中生植物，可以算作山草，如水苏、泽兰等则是湿生植物，可以算作隰草。就入药部位而言，伞形科如当归、芎䓖、藁本、白芷等主要以根入药；唇形科如香薷、藿香、薄荷、假苏等主要以地上部分入药；姜科如草果、白豆蔻、砂仁、益智子等以果实入药，姜黄、郁金、蓬莪术、山柰、廉姜等以根及根茎入药。

《楚辞》常以香草为咏赞，故诗人有句说："尽疏珍禽添尔雅，更书香草续离骚。"这些香草的知识多见于本草，诗骚与本草之间可以互证。《九歌》云："秋兰兮蘪芜，罗生兮堂下。绿叶兮素枝，芳菲菲兮袭予。"蘪芜是著名的香草，据说曹操用此熏衣，陶弘景专门说："叶似蛇床而香，骚人借以为譬。"但芎䓖与蘪芜的关系，历来纠结不清。

　　《本草经》中"芎䓖"与"蘼芜"各是一条，《名医别录》则补充说："芎䓖，其叶名蘼芜。"又云："蘼芜，一名茳蓠，芎䓖苗也。"且不论魏晋名医们的意见是否正确，但在汉代文献中芎䓖、蘼芜肯定分指两种植物，证据有二：《史记·司马相如列传》"穹穷昌蒲，江离蘼芜"句，司马贞索隐详引诸家注说后，作结论说："则芎䓖、藁本、江离、蘼芜并相似，非是一物也。"《淮南子·泛论训》云："夫乱人者，芎䓖之与藁本也，蛇床之与蘼芜也，此皆相似者。"此亦见芎䓖、蘼芜不是一物。

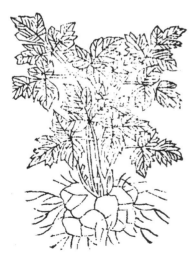

《证类本草》永康军芎䓖图

　　魏晋开始，不特医家，各种注说皆视芎䓖、江离、蘼芜为一物，《博物志》卷四云："芎䓖，苗名江蓠，根曰芎䓖。"《史记索隐》引《药对》云："蘼芜一名江离，芎䓖苗也。"《山海经》郭璞注："芎䓖一名江蓠。"《后汉书·冯衍传》"攒射干杂蘼芜兮"句李贤注："蘼芜似蛇床而香，其根即芎䓖也。"但这种根名芎䓖，苗为蘼芜的植物，未必就是今天伞形科的川芎。宋代芎䓖品种依然复杂，《证类本草》所绘永康军芎䓖，结合产地可以认为是川芎的幼苗。李时珍乃有结论性意见："盖嫩苗未结根时，则为蘼芜；既结根后，乃为芎䓖。"

Ⅱ 有毒植物

毒草是活性剧烈、作用峻猛，可能造成生理机体损害，甚或致死的植物。本类药物中毒性较强者主要有毛茛科附子、天雄、乌头、毛茛，马钱科钩吻、醉鱼草，茄科曼陀罗花、莨菪，天南星科的天南星、半夏，杜鹃花科羊踯躅，大戟科大戟、泽漆、甘遂等。

莨菪为茄科植物，载《神农本草经》，以种子入药，又名天仙子，《本草经》谓"使人健行见鬼"，又说"多食令人狂走"。这是所含莨菪碱的中枢作用，使人产生幻觉或精神错乱。除此条以外，亦有云实"主见鬼精物，多食令人狂走"，防葵"令人恍惚见鬼"，商陆"赤者见鬼神"。李时珍注意及此，专门在"莨菪"条指出："莨菪之功，未见如所说，而其毒有甚

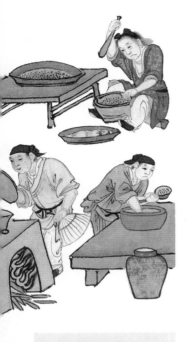

炮制莨菪子图

《补遗雷公炮制便览》

焉。"又说："莨菪、云实、防葵、赤商陆皆能令人狂惑见鬼，昔人未有发其义者。盖此类皆有毒，能使痰迷心窍，蔽其神明，以乱其视听故耳。"然后举历史事件和现实案件为例说：

唐安禄山诱奚契丹，饮以莨菪酒，醉而坑之。又嘉靖四十三年二月，陕西游僧武如香，挟妖术至昌黎县民张柱家，见其妻美。设饭间，呼其全家同坐，将红散入饭内食之。少顷举家昏迷，任其奸污。复将魔法吹入柱耳中。柱发狂惑，见举家皆是妖鬼，尽行杀死，凡一十六人，并无血迹。官司执柱囚之。十余日柱吐痰二碗许，闻其故，乃知所杀者皆其父母兄嫂妻子姊侄也。柱与如香皆论死。世宗肃皇帝命榜示天下。观此妖药，亦是莨菪之流尔。方其痰迷之时，视人皆鬼矣。解之之法，可不知乎。

将有毒植物单列一类，尽管同级药物关系有所交错，毕竟对安全用药确有裨益，确实是不错的创意，但将剧毒的番木鳖安排在蔓草，则是严重疏漏。

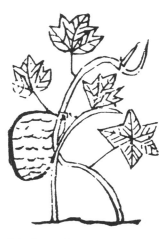

《本草纲目》番木鳖图

番木鳖为马钱科植物马钱的种子，又称马钱子，含有士的宁类生物碱，具强烈的脊髓兴奋作用，过量使用会引起肌肉抽搐直至强制性惊厥死亡。传说宋太宗毒杀南唐后主李煜所用的"牵机药"，主要成分就是马钱子。李时珍将番木鳖安排在蔓草类木鳖子之后，介绍说：

番木鳖生回回国，今西土邛州诸处皆有之。蔓生，夏开黄花。七八月结实如栝楼，生青熟赤，亦如木鳖。其核小于木鳖而色白。彼人言治一百二十种病，每证各有汤引。或云以豆腐制过用之良。或云能毒狗至死。

木鳖子是葫芦科植物木鳖子的种子，无毒；马钱则是马

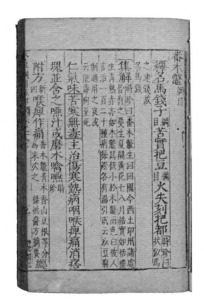

《本草纲目》番木鳖书影

钱科高大乔木植物，只是种子与木鳖子近似，又主要依靠进口，所以得名番木鳖。李时珍虽然说番木鳖"或云能毒狗至死"，但将其放在蔓草类，且气味项专门记载为"苦寒无毒"，证明其对本品的原植物及生物活性皆缺乏了解。

其二，米谷蔬果诸部。

粮农作物中粮食作物、蔬菜、水果最为大宗，古人通常以五为数，故有五谷、五菜、五果之说。从《本草经集注》以来就将果、菜、米食各为一部，《本草纲目》继承此分类而更加详细。

谷部

李时珍在谷部小序中说："五方之气，九州之产，百谷各异其性，岂可终日食之而不知其气味损益乎，于是集草实之可粒食者为谷部。"谷部共有四个子类：麻麦稻类、稷粟类、菽豆类、造酿类。

Ⅰ　麻麦稻类

米面是稻麦的加工品，在明代已经成为主食。细分则麦有大麦、小麦，以及后世少食用的穬麦、燕麦、荞麦；稻有糯米、粳米、籼米。麻包括大麻、亚麻和胡麻三类：胡麻是芝麻，今天仍是油料作物；亚麻是亚麻科物种；大麻是桑科大麻属植物，古人以其种子作食用，纤维供纺织，后世已经罕用。

Ⅱ　稷粟类

五谷的说法自古不一，但除了稻、麦以外，传统的稷、粱、粟、黍等渐渐由主食退化为杂粮，故《本草纲目》单独一类。除传统稷、粟等以外，明代新传入的粮农作物玉蜀黍（玉米）也在其中，李时珍说："玉蜀黍种出西土，种者亦罕。其苗叶俱似蜀黍而肥矮，亦似薏苡。苗高三四尺。六七月开花成穗如秕麦状。苗心

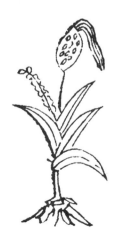

《本草纲目》玉蜀黍图

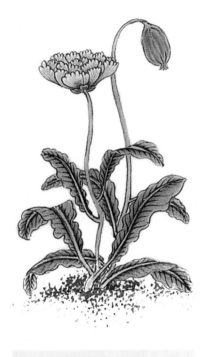

罂子粟图

《本草品汇精要》

别出一苞，如棕鱼形，苞上出白须垂垂。久则苞拆子出，颗颗攒簇。子亦大如樱子，黄白色。"

至于阿芙蓉（鸦片）也骇然出现在本类，则有特别的原因。鸦片亦称阿片，是罂粟未成熟蒴果创伤后分泌物的浓缩制品，含有吗啡、可待因等具强精神活性的生物碱，有成瘾性。罂粟是外来物种，唐代以前传入中国并人工种植，呼为罂子粟，因为"其实状如罂子，其米如粟"得名，取种子食用，即罂粟米。本草一直将罂子粟列在米谷部，《本草纲目》亦如之，阿芙蓉从罂子粟中提取，故安排在罂子粟之后。

Ⅲ　菽豆类

豆类也在五谷之列，《本草纲目》释名说："豆、尗皆荚谷之总称也。篆文'尗'，象荚生附茎下垂之形；'豆'象子在荚中之形。《广雅》云：'大豆，菽也'；'小豆，荅也。'"本类几乎都是豆科植物，用其荚果或其中的种子。

蚕豆亦称胡豆，今亦写作"葫豆"，是外来物种。蚕豆传入早期与豌豆在名称上相混，如《绍兴本草》说："（豌豆）一名蚕豆，但丛生，不作蔓，叶如慎火草而长大，沙绿色，三月内荚如人指，其食甘美，煮食之益人。"《食物本草》蚕豆图即绘作豌豆样，所以李时珍说："《太平御览》云：张骞使外国，得胡豆种归。指此也。今蜀人呼此为胡豆，而豌豆不复名胡豆矣。"《救荒本草》所绘蚕豆图即与今天物种一致。

Ⅳ　造酿类

造酿类主要是粮食的加工品，包

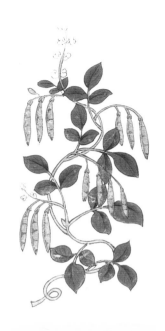

蚕豆图

《食物本草》

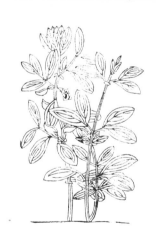

蚕豆图

《救荒本草》

括豆制品如豆豉、豆腐，米面食品如饭、粥、糕、粽、寒具、蒸饼等，蘗芽如麦芽、谷芽，曲制品如女麹、黄蒸、神麹、红麹等，发酵酿造品如豆黄、饴糖、酱、醋和酒类。

菜部

李时珍在菜部小序中说："凡草木之可茹者谓之菜。韭、薤、葵、葱、藿，五菜也。《素问》云'五谷为养，五菜为充'，所以辅佐谷气，疏通壅滞也。"菜部有五个子类：薰辛、柔滑、蓏、水、芝栭。

Ⅰ 荤菜类

与口语荤辛指肉食不同，书面语之荤辛特指气味辛烈的蔬菜。《本草纲目》"蒜"条释名说：

蒜乃五荤之一，故许氏《说文》谓之荤菜。五荤即五辛，谓其辛臭昏神伐性也。练形家以小蒜、大蒜、韭、芸薹、胡荽为五荤，道家以韭、薤、蒜、芸薹、胡荽为五荤，佛家以大蒜、小蒜、兴渠、慈葱、茖葱为五荤。兴渠，即阿魏也。虽各不同，然皆辛熏之物，生食增恚，熟食发淫，有损性灵，故绝之也。

从来源看，《本草纲目》荤菜大致三类：百合科葱属的物种如葱、蒜、薤、韭等通常含有硫化物而具刺激性辛味，这些构成荤辛菜类的核心部分；十字花科芸薹属的蔬菜如芸薹、菘菜、芥菜、芜菁等含有有机硫化合物，也有特殊气味，部分物种的种子含芥子油，刺激性更强；伞形科蔬菜如胡荽（香菜）、胡萝卜、水靳（水芹）等通常挥发油含量较高，有特殊气味。

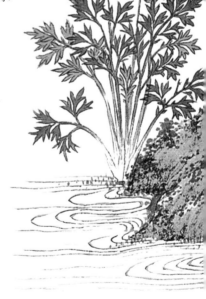

其中特别有意思的是对待伞形科植物挥发油的态度因人而异。研究发现，厌恶胡荽的人群往往携带一种特别的基因，对某些醛类物质有嗅觉感受，于是不能忍受。这种情况似乎古已有之，《列子·杨朱》说："昔人有美戎菽、甘枲茎、芹萍子者，对乡豪称之。乡豪取而尝之，蜇于口，惨于腹。众哂而怨之，其人大惭。"这位乡豪大约就是这样的基因携带

水靳图

《本草品汇精要》

者。《本草纲目》在"水靳"条谈及此事，引杜甫诗"饭煮青泥坊底芹"，又"香芹碧涧羹"，证明芹菜滋味之美，认为"而《列子》言乡豪尝芹，蜇口惨腹，盖未得食芹之法耳"。李时珍自己显然没有此基因变异，所以对厌恶香菜、芹菜的人不能予以"了解之同情"。

Ⅱ　茎叶菜、根菜与果菜

《本草纲目》柔滑类菜大约是因多含有黏液质、食用口感柔滑而归类的，所以李时珍在"菠薐菜"（菠菜）条下说："凡人久病，大便涩滞不通，及痔漏之人，宜常食菠薐、葵菜之类，滑以养窍，自然通利。"但研究本类 41 种蔬菜，并不都具有口感柔滑的特点，如苋菜、蕺菜（鱼腥草）、灰藋、竹笋等都谈不上柔滑；甚至菠菜因为叶中草酸钙含量较高，略显涩口。而冬葵自古以来作蔬菜食用，且以性滑利著称，别名"滑菜"，甚至"孕妇临产煮叶食之，则胎滑易产"，李时珍却将其从菜部移到草部，与蔌类并在一起，仅按食用部位简要介绍。

蔬菜按食用部位可以分根菜、茎菜、叶菜、花菜、果菜五类。柔滑类中主要是茎叶类蔬菜，至今食用的有菠薐菜、蕹菜、

莴苣、落葵、竹笋等，根及根茎类
蔬菜有芋、薯蓣、百合、草石蚕
（甘露子）等，蓏类如茄、冬瓜、南
瓜、丝瓜等都是果实类蔬菜。

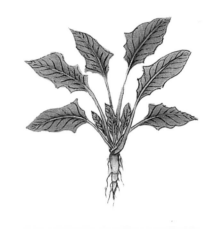

Ⅲ　食用菌类

按照现代生物学，真菌是独
立于动物、植物和其他真核生物之

菠薐图

《本草品汇精要》

外的单独一类，古人认识的主要是一些大型真菌如菌灵芝、蘑
菇、木耳等。

《本草经》以灵芝为仙药，居草部上品之首，按照五行分
为青、赤、黄、白、黑芝，还有紫芝，皆具"久食轻身不老延
年神仙"的神奇功效。《本草纲目》则将诸芝与木耳、香蕈、鸡
枞、蘑菇等归为芝栭类，安排在菜部中，李时珍解释说："生
于刚处曰菌，生于柔处曰芝。昔四皓采芝，群仙服食，则芝亦
菌属可食者，故移入菜部。"并专门指出："时珍尝疑，芝乃腐
朽余气所生，正如人生瘤赘，而古今皆以为瑞草，又云服食可
仙，诚为迂谬。"又揭露说："方士以木积湿处，用药傅之，即

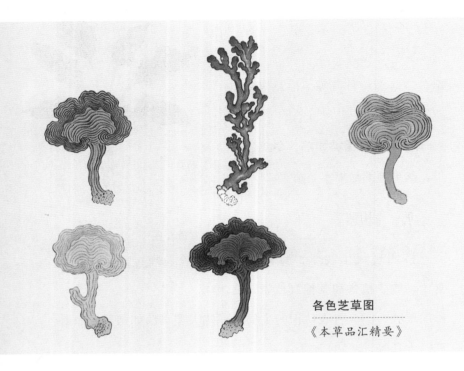

各色芝草图

《本草品汇精要》

生五色芝。嘉靖中王金尝生以献世宗。此昔人所未言者，不可不知。"剥去灵芝的神秘外衣，无疑是认识论上的极大进步。

果部

李时珍在菜部小序中说："木实曰果，草实曰蓏。熟则可食，干则可脯。"分为六类："曰五果，曰山，曰夷，曰味，曰蓏，曰水。"其中夷果大多非中原土产，从远方乃至外邦舶来者，多数可以归在山果中。

Ⅰ 传统五果

李时珍云："五果者，以五味、五色应五脏，李、杏、桃、栗、枣是矣。"这一说法本于《黄帝内经灵枢》"枣甘、李酸、栗咸、杏苦、桃辛"。而据《本草经》《名医别录》并不用五果之说，大枣味甘，李实味苦，栗味咸，杏实味酸，桃实味酸，也不与《灵枢》一致，可见本草与医经各自成系统也。

五果以外，《本草纲目》又将梅归入此类，理由乃根据陆玑《毛诗草木鸟兽虫鱼疏》说："梅，杏类也。树、叶皆略似杏。"所以排在杏之后。与五果关联的物种，如巴旦杏、椰梅、天师栗、仲思枣、苦枣也在此类中。

巴旦杏是外来物种，最先载于《饮膳正要》作"八担杏"，属外来物种，《本草纲目》改为巴旦杏，说："巴旦杏，出回回旧地，今关西诸土亦有。树如杏而叶差小，实亦小而肉薄。其核如梅核，壳薄而仁甘美。点茶食之，味如榛子。西人以充方物。"这就是今天仍作干果食用的蔷薇科植物甜味扁桃的种子。

Ⅱ 水果与干果

李时珍引《周礼》云："职方氏辨五地之物，山林宜皂物

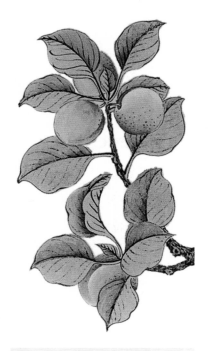

八担仁（八担杏）图
《本草品汇精要》

（柞、栗之属），川泽宜膏物（菱、芡之属），丘陵宜核物（梅、李之属）。"按照《本草纲目》分类，此三类中山林之皂物属于山果，川泽之膏物属于水果，丘陵之核物若在五果以外，仍然是山果。

按照今天食品学定义，水果与干果为对立概念。水果是水分和糖类含量较高的可食用的植物果实的泛称；干果是果实、果皮成熟后为干燥状态的果子，也可以是水果的干燥品。所以传统五果中，除了栗为干果外，都属于水果。《本草纲目》山果类中，如银杏、胡桃、榛、阿月浑子（开心果）、橡实等都是干果，瓜类如甜瓜、西瓜的种子也属于干果。至于《本草纲目》所称的水果如菱角、芡实、莲子、慈姑之类，其实是指水生植物的果实或球茎，今天则介于水果与蔬菜之间。

山果除了上述银杏、胡桃等以外，多数都属于水果，主要来源有蔷薇科如梨、木瓜、山楂、林檎、樱桃、枇杷等，芸香科如橘、柚、橙、柑等，此外还有柿科的柿，石榴科的安石榴等。

Ⅲ　瓜类

蓏类主要是瓜类水果，"甜瓜"条李时珍引王祯《农书》说：

　　瓜类不同，其用有二：供果者为果瓜，甜瓜、西瓜是也；供菜者为菜瓜，胡瓜、越瓜是也。在木曰果，在地曰蓏。大曰瓜，小曰瓞。其子曰㼎，其肉曰瓤。其跗曰环，谓脱花处也；其蒂曰蘵，谓系蔓处也。

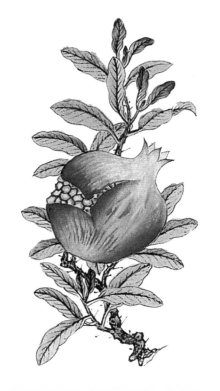

安石榴图

《本草品汇精要》

　　但《本草纲目》收入蓏类只有甜瓜、西瓜两种符合定义，另外如葡萄、蘡薁、猕猴桃应该归在山果，甘蔗是禾本科植物

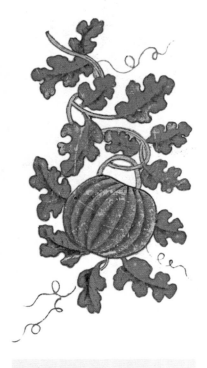

西瓜图

《食物本草》

的茎秆，沙糖（砂糖）从甘蔗提取精制，归入此类也非恰当。

IV　调味品

饮食是饮品和食物的合称，古代的饮品除了酒浆以外，也有不含酒精的饮料，茶饮最为大宗。饮茶的习惯至迟开始于汉末、三国之际，唐、宋尤为盛行。

按照当时的习惯，煮茶时要加入各种辛香之物，陆玑《毛诗草木鸟兽虫鱼疏》就说到："椒似茱萸，有针刺。茎、叶坚而滑，蜀人作茶，吴人作茗，皆合煮其叶以为香。"《茶经》亦云："或用葱、姜、枣、橘皮、茱萸、薄荷之等，煮之百沸。"直到宋代，苏辙的煎茶诗也说："又不见北方俚人茗饮无不有，盐酪椒姜夸满口。"《本草纲目》的味果主要是茗饮用到的辛香果实，如秦椒、蜀椒、吴茱萸、食茱萸等。

其三，木部。

在现代植物学概念中，木本植物是指一类根和茎因增粗生长形成大量的木质部，而细胞壁也多数木质化的坚固的植物。通常为多年生，与草本植物相对，人们常将前者称为树，后者称为草。《本草纲目》木部基本都是木本植物，李时珍说："木乃植物，五行之一。性有土宜，山谷原隰。肇由气

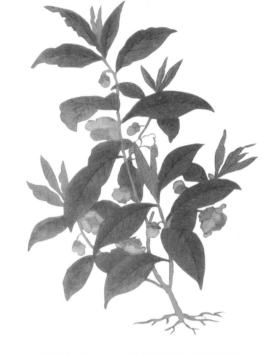

草茶图

《履巉岩本草》

化，爰受形质。乔条苞灌，根叶华实。坚脆美恶，各具太极。色香气味，区辨品类。食备果蔬，材充药器。寒温毒良，宜有考汇。"分为六类："曰香，曰乔，曰灌，曰寓，曰苞，曰杂。"

乔木、灌木与苞木

木本植物又可以粗略地分为乔木与灌木，前者高大且有

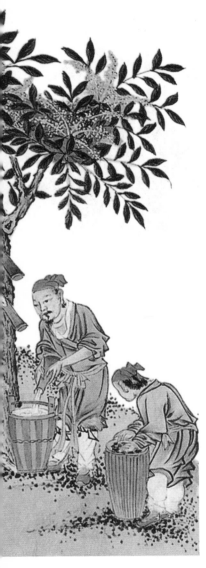

《本草品汇精要》峡州干漆图

明显的树冠和主干，后者则否。禾本科、竹亚科的物种通常为高大乔木状草本，《本草纲目》将其归为苞木，所谓"大抵皆土中苞笋，各以时而出，旬日落箨而成竹也"，此类仅有竹等 3 种，故不单独讨论。

《本草纲目》乔木 52 种，以皮入药者最多，如檗木、厚朴、杜仲、秦皮、合欢等；其次是以果实或种子入药，如巴豆、楝、皂荚、无患子、诃梨勒等；主要以花入药的有槐、栾华；生漆是漆树的树脂，所以《本草品汇精要》专门绘出采割生漆的情况。此外，收入香木类的松、柏、桂、樟等，亦是高大乔木。

灌木 51 种，以果实入药最多，如楮、枳、枸橘、栀子、酸枣、山茱萸、女贞、金樱子、枸杞、郁李、鼠李、蔓荆等，五加以根皮入药，蜡梅以花入药，桑则枝、叶、根皮、果实皆可入药。

需要说明的是，小檗为小檗科落叶灌木，《本草纲目》将其列在乔木类，不妥；而灌木类"木绵"（木棉）的分类也有讨论的余地。李时珍说："木绵有草、木二种。交广木绵，树大如抱。其枝似桐。其叶大，如胡桃叶。入秋开花，红如山茶花，黄蕊，花片极厚，为房甚繁，逼侧相比。结实大如拳，实中有白绵，绵中有子。今人谓之斑枝花，讹为攀枝花。"又说："江南、淮北所种木绵，四月下种，茎弱如蔓。高者四五尺，叶有三尖如枫叶，入秋开花黄色，如葵花而小。亦有红紫者，结实大如桃，中有白绵，绵中有子，大如梧子。亦有紫绵者，八月采棵，谓之绵花。"这段叙述中至少包括两种植物：所言交广木棉一名攀枝花者，即木棉科木棉，为高大乔木；而江南、淮北种植的木棉，即是锦葵

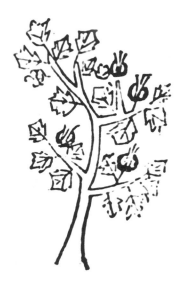

《本草纲目》木绵（木棉）图

科的棉花，常见的品种有草棉、陆地棉等。前者是高大乔木，后者则是一年生草本，也属于安排失当。

香木

香木与草部芳草类似，都因含有芳香物质而归类。

中国原产的香木不多，松、桂、樟、楠可为代表。松脂是松树的树脂，《本草纲目》谓其为"树之津液精华也"。桂是《离骚》中经常提到的香木，比如"杂申椒与菌桂兮，岂维纫夫蕙茝"，"矫菌桂以纫蕙兮，索胡绳之缅缅"。桂是樟科植物，树皮、枝叶、花果都含有桂皮油，有浓郁的香气，这种挥发性芳香物质可以抑制其他树种的生长，时间一久，就会导致植物群落结构的变化，最后形成纯桂树林。这是一种植物排他现象，所以《异物志》说："桂之灌生，必粹其类。"

更多的香木从海外进口或引种，如沉香、檀香、降真香等；

松脂图

《本草品汇精要》

而如薰陆香（乳香）、没药、麒麟竭（血竭）、安息香、龙脑香等直接进口的树脂，本草家不了解原植物，其图形与描述皆以讹传讹。本类中还收入阿魏与芦荟，其实都是草本植物，因李时珍未见真实物种，误收入木类中。

寄生植物

寓木的"寓"是寄寓的意思，本类中既有寄生植物如桑寄生，也有与植物共生的大型真菌如茯苓、猪苓。

此外，在植物药与动物药之间，《本草纲目》卷三十八为服器部，分为服帛与器物两类，属于日常生活用品，如布、帛、衣带、头巾、吹火筒、救月杖、马鞭、弓弩弦之类，其治疗作用大多与巫术有

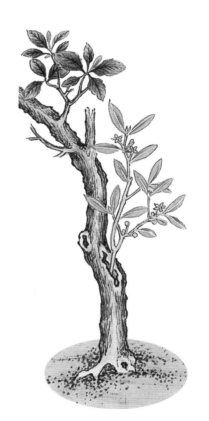

江宁府桑上寄生图

《本草品汇精要》

关，此古人认识局限，存而不论可也。

3）动物类：卷三十九至卷五十二

前代本草的动物类药物由笼统而逐渐细化，《本草经集注》虫、兽合为一类，《新修本草》析为兽、禽、虫鱼三部，《开宝本草》又将人部从兽部独立出来，变为四部，《本草纲目》进一步分为虫、鳞、介、禽、兽、人六部。从等级来看，《本草纲目》部类按低等到高等的顺序，大致说来，虫部主要是无脊椎动物，介部中蚌蛤类也是无脊椎动物；鳞部与禽部为水生、两栖、陆生的非哺乳动物；兽部、人部为哺乳动物。

其一，无脊椎动物。

动物学按照动物脊柱的有无分为无脊椎动物与脊椎动物两类，前者是背侧没有脊柱的动物，它们是动物的原始形式，按照进化顺序分原生动物、海绵动物、刺胞动物、扁形动物、线形动物、环节动物、软体动物、节肢动物、棘皮动物等类群。《本草纲目》记载的无脊椎动物除少数海洋生物如紫梢花、海蛇、虾、海虾、乌贼、章鱼在鳞部外，绝大多数都在虫部，以及介部的蚌蛤类。

虫部

古人认识的虫类甚多,《尔雅·释虫》说:"有足谓之虫,无足谓之豸。"虫类也是动物药的大宗,李时珍说:"蟲(虫)乃生物之微者,其类甚繁,故字从三虫会意。"本部分为卵生、化生、湿生三类,共四卷。

佛教将生物繁衍方式分为四种,即胎生、卵生、湿生、化生,其中胎生、卵生与通常定义基本一致,湿生指依润湿之气而生,化生指无所依托纯然变化而生。《本草纲目》借用湿生、化生名词,概念与佛教本义略有不同,湿生其实是水生的物种,以及主要活动在阴湿地的虫类,略同于《论衡·商虫篇》所谓"然夫虫之生也,必依温湿"者;化生则接近佛教所言的"湿生",即没有父母,因湿气而滋生,如《礼记·月令》"腐草为萤"之类。

《本草纲目》虫部化生类第一条是"蛴螬",此为花金龟科多种昆虫的幼虫,雌虫在土壤中产卵,腐食性幼虫生活在粪土中,通常呈乳白色、肥胖,幼虫的脚极细弱,主要靠背部的肌肉和刚毛行动,故《博物志》谓:"蛴螬以背行,快于足用。"古人可能未观察到花金龟的产卵过程,遂认为蛴螬因湿气而

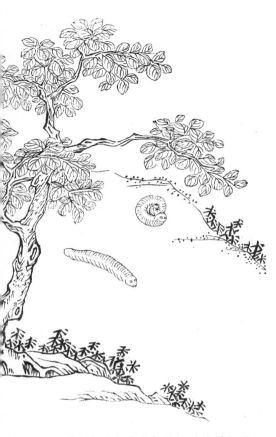

《古今图书集成》蟥蛴（蛴螬）图

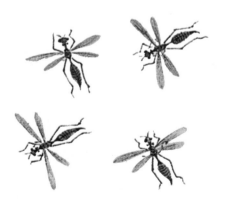

《本草品汇精要》蠮螉图

生，李时珍说："皆湿热之气熏蒸而化，宋齐丘所谓燥湿相育，不母而生，是矣。久则羽化而去。"

虫部卵生类最多，占有两卷篇幅，其中蠮螉的繁殖过程，曾是古人关注的焦点，也是有意思的话题。《诗经·小雅》云："螟蛉有子，蜾蠃负之。"据郭璞注《尔雅》谓"即细腰蜂也，俗呼为蠮螉"。传说这种蜂纯雄无子，于是窃取螟蛉（青虫）的幼虫哺养，还念叨咒语"类我，类我"，久而久之，螟蛉遂长成细腰蜂的样子。后来雅言将养子称作

"螟蛉子"，就是这样来的。

经传的解释皆如此说，事实当然不是这样。细腰蜂属于寄生性蜂类，捕捉螟蛉存放在窝中，将卵产在螟蛉体内，幼虫孵化出来后即以螟蛉作为食物。陶弘景最先发现真相，《本草经集注》说：

今一种黑色，腰甚细，衔泥于人室及器物边作房，如并竹管者是也。其生子如粟米大置中，乃捕取草上青蜘蛛十余枚满中，仍塞口，以拟其子大为粮也。其一种入芦竹管中者，亦取草上青虫，一名蜾蠃。诗人云：螟蛉有子，蜾蠃负之。言细腰物无雌，皆取青虫，教祝便变成己子，斯为谬矣。

尽管陶弘景已经揭示真相，毕竟传统势力强大，接受者不多，一些本草家通过观察，进一步肯定陶弘景的意见，比如寇宗奭《本草衍义》说：

尝析窠而视之，果有子，如半粟米大，其色白而微黄，所负虫亦在其中，乃青菜虫，却在子下，不与虫相着。又非叶虫及草上青虫，应是诸虫皆可也。陶隐居所说近之矣。

对此李时珍也有正确意见：

蠮螉之说各异。今通考诸说，并视验其卵，及蜂之双双往来，必是雌雄。当以陶氏、寇氏之说为正，李氏、苏氏之说为误。按《解颐新语》云：果蠃自有卵如粟，寄在虫身。其虫不死不生，久则渐枯，子大食之而出。正如蝇卵寄附于蚕身，久则卵化，穴茧而出也。

介部

介是甲介之意，指甲壳类的昆虫和水族。《本草纲目》的介部则专指水族，即通常所言"鳞介"之"介"。李时珍说："介虫三百六十，而龟为之长。龟盖介虫之灵长者也。"分为两类：龟鳖与蚌蛤。

蚌蛤类多属于水生软体动物，如牡蛎、蚬、石决明、车渠、魁蛤、海螺、田螺之类。龟鳖类以龟鳖目的动物为大宗，是脊椎动物，蟹与鲎则属于无脊椎动物中的节肢动物。其中

鲎的形状特殊，《本草纲目》说："鲎状如惠文冠及熨斗
之形，广尺余。其甲莹滑青黑色。鳌背骨眼，眼在背
上，口在腹下，头如蜣螂。十二足，
似蟹，在腹两旁，长五六寸，尾长
一二尺，有三棱如棕茎。背上有骨
如角，高七八寸，如石珊瑚状。"
鲎雌体较大，雄体小，通常雄体随
雌体活动，"其行也，雌常负雄"，
因为雌雄不即不离，所以有"夫妻
鱼"之称，李时珍说"闽人婚礼用
之"，应该是作为幸福美满的象征。

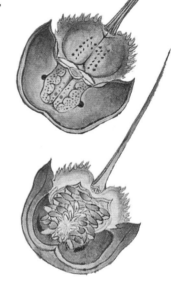

《本草品汇精要》鲎鱼图

其二，卵生动物。

脊椎动物可以简单分为哺乳
类和非哺乳类动物，《本草纲目》中鳞部、禽部，以及介部的
龟鳖类都是卵生动物。

鳞部

鳞是鱼类、爬行动物和少数哺乳动物身体表面具有保护作

用，且由角质、骨质等构成的薄片状组织，此处泛指被鳞甲的动物。李时珍说："鳞虫有水、陆二类，类虽不同，同为鳞也。是故龙蛇灵物，鱼乃水畜，种族虽别，变化相通，是盖质异而感同也。"本部分四类：陆生或两栖的龙类、蛇类，水生的鱼类、无鳞鱼。

I 龙类与蛇类

两类主要都是爬行动物，龙类有四足，如鼍龙（扬子鳄）、守宫、石龙子、蛤蚧等；蛇类是东亚常见种类，如蚺蛇（蟒蛇）、白花蛇（尖吻蝮）、乌蛇（乌梢蛇）、水蛇、黄颔蛇、蝮蛇等。其中龙、陵鲤（穿山甲）可以稍加说明。

龙是传说中的神奇物种，被认为是"鳞虫之长，能幽能明，能细能巨，能短能长，春分而登天，秋分而潜渊"，形象上则以蛇为主体，糅合其他动物元素，所谓"角似鹿、头似驼、眼似兔、项似蛇、腹似蜃、鳞似鱼、爪似鹰、掌似虎、耳似牛"。《本草经》以龙骨入药，其实是犀、象、鹿、羚羊等大型古生物骨骼、牙齿等的化石。

龙类中的陵鲤虽然身被鳞甲，其实是哺乳动物。陵鲤以

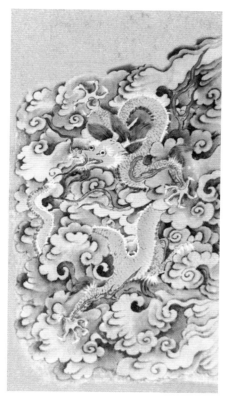

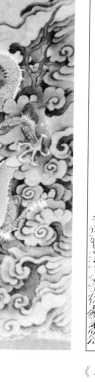

《本草品汇精要》龙图　　　　　　　《本草汇言》鲮鲤甲图

蚂蚁、蜜蜂等昆虫为食，陶弘景形容："其形似鼍而短小，又似鲤鱼，有四足，能陆、能水。出岸开鳞甲，伏如死，令蚁入中，忽闭而入水，开甲，蚁皆浮出，于是食之。"李时珍亲自解剖过鲮鲤，在《本草纲目》中记录说："腹内脏腑俱全，而胃独大……曾剖其胃，约蚁升许也。"大约宋代开始，鲮鲤因其形态特征获得别名"穿山甲"，按照取类比象的思维，于是获得下乳汁的功效，成为产妇通乳的"良药"，有谚语说："穿山甲王不留，妇人食了乳长流。"虚无缥缈的疗效，竟令陵鲤险些灭绝，现在作为国家一级保护动物，严禁捕杀。

Ⅱ　鱼类

篆书"鱼"字象形，头尾之间的鱼体部分的网格即象鱼鳞，无鳞鱼是鱼的特例，指天生无鳞或鱼鳞很小的鱼种，故《本草纲目》分为鱼与无鳞鱼两类，前者就直接称作"鱼"。本类涵盖常见的淡水家鱼如青鱼、鲤鱼、鲢鱼、鳙鱼、鲫鱼等，海鱼如石首鱼（大黄鱼）、石斑鱼、海鳗鲡、海豚鱼等。其中"鲨鱼""鲍鱼"两条需要略加说明。

《本草纲目》中的鲨鱼是一种淡水小鱼，与海洋中的鲨鱼同名异物，李时珍专门解释："此非海中沙鱼，乃南方溪涧中小鱼也。居沙沟中，吹沙而游，唼沙而食。"这种"鲨鱼"渊源甚古，《诗经·鱼丽》有"鱼丽于罶，鲿鲨"之句，据陆玑《毛诗草木鸟兽虫鱼疏》云："鲨，吹沙也，似鲫鱼，狭而小，体圆而有黑点，重唇篦。鲨常张口吹沙。"应该是鰕虎鱼科的一些小型鱼类，如刺鰕虎鱼之类。至于海洋中的鲨鱼，古称作

"鲛鱼",《说文》谓"鲛，海鱼也，皮可饰刀"，因为鱼皮粗糙如沙，遂名沙鱼，后来占用"鲨"字，遂与吹沙小鱼同名。

鲍鱼的情况与鲨鱼有些类似，《释名》云："鲍鱼，鲍，腐也，埋藏奄使腐臭也。"鲍鱼为一种鱼的制成品，大约是今天臭鳜鱼的前身，本草始载于《名医别录》，陶弘景说"作药当用少盐臭者"，意思是专门以不加盐而腐臭气味明显者入药。所谓"入鲍鱼

沙鱼图

《本草品汇精要》

之肆，久而不闻其臭"者即此，当年秦始皇死在沙丘，车载鲍鱼以掩盖尸臭，也是这种臭鱼。《本草纲目》亦载此条，还引张耒《明道杂志》说："汉阳、武昌多鱼，土人剖之，不用盐，暴干作淡鱼，载至江西卖之。饶、信人饮食祭享，无此则非盛礼。虽臭腐可恶，而更以为奇。"至于今天所言的鲍鱼，乃指单壳软体动物鲍科多种鲍类，古称"鳆鱼"，其壳入药称石决

明。直到《本草纲目》都看不到将"鳆鱼"被呼为"鲍鱼"的痕迹，应该是较为晚近的称呼。

禽部

按照《尔雅》的说法，禽即飞禽，故李时珍云："二足而羽曰禽。师旷《禽经》云：羽虫三百六十，毛协四时，色合五方。山禽岩栖，原鸟地处，林鸟朝嘲，水鸟夜哜。山禽味短而尾修，水禽味长而尾促。"《本草纲目》分水禽、原禽、林禽、山禽四类。

禽部主要根据鸟类的生态习性分类，水禽包括鹤、鹳、鹭等涉禽，鹈鹕、鸬鹚、鸳鸯等游禽；原禽以鸡形目、鸽形目的陆禽为主，如鸡、雉、鸽、鹌鹑等，至于伏翼（蝙蝠）、鼺鼠（鼯鼠）、寒号虫（复齿鼯鼠）皆是哺乳动物，因为有飞膜能滑翔，古人一直将其算作禽鸟类，《本草纲目》安排在原禽类中，也无可厚非；林禽主要指在树上筑巢、产卵、育雏的鸟类，多属于雀形目，如鸲鹆（八哥）、伯劳、百舌、山雀、慈乌、乌鸦等；山禽主要是在山地活动的鸟类，猛禽居多，如鹰、雕、鸮、鸩等，但其中孔雀和鸵鸟都属于陆禽，李时珍未见实物，不了解其生活习性，亦安排在山禽中。

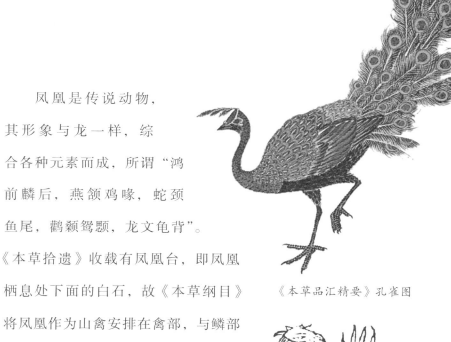

凤凰是传说动物，其形象与龙一样，综合各种元素而成，所谓"鸿前麟后，燕颔鸡喙，蛇颈鱼尾，鹳颡鸳颐，龙文龟背"。《本草拾遗》收载有凤凰台，即凤凰栖息处下面的白石，故《本草纲目》将凤凰作为山禽安排在禽部，与鳞部的龙遥相呼应。

《本草品汇精要》孔雀图

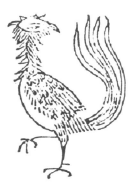

《本草纲目》凤凰图

其三，哺乳动物。

《本草纲目》收载的哺乳动物主要在兽部和人部。

兽部

同样按照《尔雅》的定义，兽即走兽，李时珍说："兽者四足而毛之总称，地产也，豢养者谓之畜。"《本草纲目》分畜、兽、鼠、寓、怪五类。

家猫图

《食物本草》

畜是家畜，包含猪、狗、牛、羊、驴、骡，以及其病理产物如牛黄、狗宝，制成品如酪、酥、醍醐、阿胶等；兽是野兽，如狮、虎、豹、犀、象、麋、鹿、狐、狸、豺、狼等，猫也是家养动物，或许是古人认为与狸同类，连带入此类；鼠类主要是啮齿类鼠形亚目的物种，中文名通常带有"鼠"字，如鼠（家鼠）、鼹鼠、隐鼠、鼸鼠、土拨鼠等，是野生动物中与人类生活最为密切者；寓类按《尔雅》的说法，指猕猴之类，因寄寓木上，故曰"寓"，此类有猕猴、狨（猱）、果然、猩猩、狒狒；怪类是传说物种，如罔两（魍魉）、彭侯等。

《本草图经》在"豹"条提到貘，称之为白豹，引《尔雅》郭璞注："似熊，小头痹脚，黑白驳，能舐食铜铁及竹。骨节强直，中实少髓。皮辟湿，人寝其皮，可以驱温疠。"苏颂说："唐世多画貘作屏，白居易有赞序之。不知入药果用何类。古今医方鲜有用者。今黔、蜀中时有貘，象鼻犀目，牛尾虎足。土

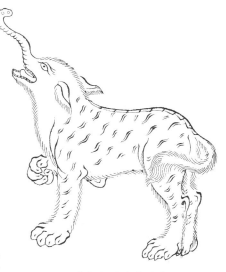

人鼎釜，多为所食，颇为山居之患，亦捕以为药。其齿、骨极坚，以刀斧椎煅铁皆碎，落火亦不能烧。人得之诈为佛牙、佛骨，以诳俚俗。"从郭璞的描述来看，显然就是今天所言的大熊猫；而据白居易《貘屏赞》，则谓貘"象鼻犀目，牛尾虎足"，更像是今天的亚洲貘，这可能是后来传

《古今图书集成》貘图

闻异辞所致。《本草纲目》虽未能对貘的物种提出具体看法，但将"貘"从"豹"条单列出来，在本草书中仍是首次。

人部

人部乃是用人体器官组织入药，颇为后世诟病，李时珍站在儒家立场，对此也不太以为然，有论说："《神农本草》人物惟发髲一种，所以别人于物也，后世方伎之士，至于骨、肉、胆、血，咸称为药，甚哉不仁也。今于此部凡经人用者，皆不可遗。惟无害于义者，则详述之。其惨忍邪秽者则略之，仍辟断于各条之下。"

3. 卷次内容简说

《本草纲目》的具体药物条文则"标名为纲，列事为目"。《证类本草》及其以前的主流本草，各药条下的内容乃层叠累加，重点不突出，读者面对诸如"本草经云""陶隐居注""唐本注""今注""图经曰""日华子曰"之类的提示词，倍感茫然。《本草纲目》以药名为纲，统率"释名""集解""正

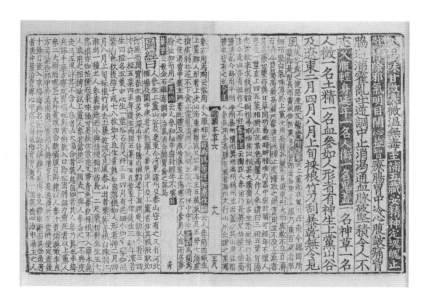

《证类本草》"人参"条

《本草纲目》内页图

以《本草纲目》"覆盆子"条为例，可见该书以药名为纲，统率"释名""集解""正误""修治""气味""主治""发明""附方"，共八个项目。

误""修治""气味""主治""发明""附方",共八个子目。凡例阐释说:"诸品首以释名,正名也。次以集解,解其出产、形状、采取也。次以辨疑、正误,辨其可疑,正其谬误也。次以修制,谨炮炙也。次以气味,明性也。次以主治,录功也。次以发明,疏义也。次以附方,著用也。或欲去方,是有体无用矣。"层次井然,眉目清晰。这些项目中,"释名""集解""正误""发明"四项为《本草纲目》特色所在,也是其被比拟为百科全书的关键,详说如下。

1)诠释雅俗药名

对本草书而言,药名是总纲,统率此下各项,故言"每药标一总名,正大纲也"。孔子说"必也正名乎",现代药物有通用名、别名、商品名、化学名诸项,古代药物同样也有处方常用名、地方习用名、经书雅名、民间俗名等情况,如何从中确定具体药物之"总名(正名)",颇有考究。不仅如此,厘清名称的来龙去脉,更需要文字训诂功夫。

本草具有实用性,故从《本草经》以来就有以处方常用名为正名,经书雅名作别名的倾向。比如《本草经》车前子,雅名为"茉苢",《诗经》之"采采茉苢"即是此物，本草乃将茉苢作为别名。又如远志，据《说文》"葰，棘葰也"，《尔雅·释草》"蒐绕，蕀葰"皆是其雅名，《本草经》则用远志为正名。《本草纲目》继承这一方向，在药物正名选择上大致也有"用俗名存雅名"的特点。

所谓"用俗名存雅名"，即以临床常用之名为正名，将经传出现的雅名作为别名备参。比如人参，从《本草经》以来都作此名，而据《说文》"薓，人薓，药草，出上党"，故知"薓"乃是此药的正字雅名。《本草纲目》仍取人参为正名，将人薓等列为别名，李时珍专门解释说："人薓年深，浸渐长成者，根如人形，有神，故谓之人薓、神草。薓字从浸，亦浸渐之义。浸即浸字，后世因字文繁，遂以参星之字

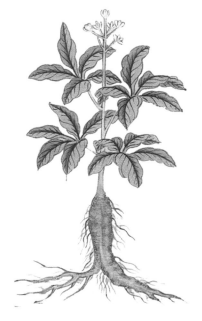

《本草品汇精要》潞州人参图

代之，从简便尔。然承误日久，亦不能变矣，惟张仲景《伤寒论》尚作薇字。《别录》一名人微，微乃薇字之讹也。"

《本草纲目》在释名项不仅罗列该药异名，还对名称来历予以诠释，所以该项实际兼具《尔雅》《释名》两书的性质。方以智《通雅》专门提到："草木鸟兽之名最难考究，盖各方各代随时变更，东璧（李时珍）穷一生之力，已正唐宋舛误十之五六，而犹有误者。须足迹遍天下，通晓方言，方能核之。"李时珍在释名中充分利用语源、语音、语义，推考药名来历，不仅局限于词汇学、名物学，也涉及自然科学多个领域。

其一，推本求原。

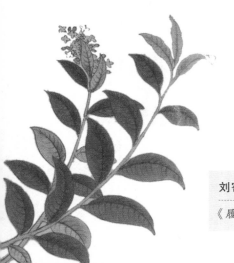

一些药名因特别的掌故而来，比如刘寄奴、使君子、何首乌之类，李时珍博览经史，解释名称来历。如《新修本草》之刘寄奴草，《日华子本草》又名金

刘寄奴图

《履巉岩本草》

寄奴，李时珍释名说：

> 按李延寿《南史》云：宋高祖刘裕，小字寄奴。微时，伐荻新洲，遇一大蛇，射之。明日往，闻杵臼声。寻之，见童子数人皆青衣，于榛林中捣药。问其故。答曰：我主为刘寄奴所射，今合药傅之。裕曰：神何不杀之？曰：寄奴王者，不可杀也。裕叱之，童子皆散，乃收药而反。每遇金疮傅之即愈。人因称此草为刘寄奴草。郑樵《通志》云：江南人因汉时谓刘为卯金刀，乃呼刘为金。是以又有金寄奴之名。

使君子载《开宝本草》，原书有解释："俗传始因潘州郭使君，疗小儿多是独用此物，后来医家因号为使君子也。"按，郭使君不知何人，潘州则是初唐改南宕州而来，其地在今广东茂名地区，如此使君子的药用历史只能推到唐代。李时珍在释名项专门指出："按嵇含《南方草木状》谓之留求子，疗婴孺之疾。则自魏、晋已用，但名异耳。"追本溯源，意义已在简单名词解释之上。

更多的释名则结合药物本身形态做出推断，比如牵牛子治

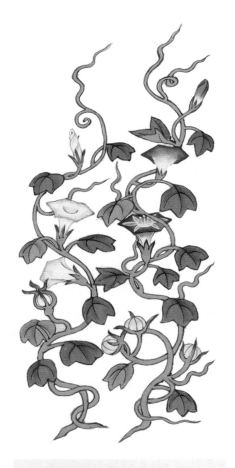

牵牛子图

《补遗雷公炮制便览》

疗水肿，陶弘景说："此药始出田野，人牵牛易药，故以名之。"《本草纲目》补记别名黑丑、草金铃、盆甑草、狗耳草等，李时珍逐一解释："近人隐其名为黑丑，白者为白丑，盖以丑属牛也。金铃象子形，盆甑、狗耳象叶形。段成式《酉阳杂俎》云：盆甑草蔓如薯蓣，结实后断之，状如盆甑是矣。"

其二，因声求义。

声训是训诂的重要手段，李时珍在药物释名中使用尤其娴熟。比如释稻米中的籼说："籼亦粳属之先熟而鲜明者，故谓之籼。"释荔枝别名离支云："司马相如《上林赋》作离支。按白居易云：若离本枝，一日色变，三日味变。则离支之名，又或取此义也。"释矿物药礞石云："其色蒙蒙然，故名。"释豌豆云："其苗柔弱宛宛，故得豌名。"

"一声之转"最为训诂家所常用，正好用来解释一些别名的由来，比如羊踯躅别名闹羊花，李时珍解释说："闹当作恼。恼，乱也。"意思是羊食用此花而狂乱。又如天名精，李时珍说："天名精乃天蔓菁之讹也。"又说："昔人谓之活鹿草，俗人因其气臊，讹为狐狸臊者，是也。"

声训也可用来澄清名实，比如《新修本草》药物葎草，李时珍认为即是《名医别录》之勒草，释名说："此草茎有细刺，善勒人肤，故名勒草，讹为葎草。"于是合并为一。循此思路，我们还可注意到，《履巉岩本草》之辣母藤应该也是"勒"的音转，所描绘的亦是葎草。

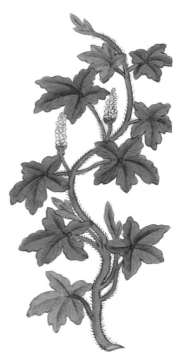

《补遗雷公炮制便览》葎草图

注意方音变化，也是音训重要的一项。比如山柰别名山辣、三柰，李时珍认为："山柰俗讹为三柰，又讹为三赖，皆土音也。或云：本名山辣，南人舌音呼山为三，呼辣如赖，故致谬误，其说甚通。"

但滥用音训也为人诟病。比如莽草是毒草，李时珍说："此物有毒，食之令人迷罔，故名。"则恐未必然。

其三，解字释词。

李时珍充分利用字书材料来解说药名，比如释梅云："梅，古文作某，象子在木上之形。梅乃杏类，故反杏为呆。书家讹为甘木。后作梅，从每，谐声也。"释竹云："竹字象形。许慎《说文》云：竹，冬生艸也。故字从倒艸。"此皆直接借用《说文》的意见。

结合药物特征解释名称由来，比如解释繁缕之名云："此草茎蔓甚繁，中有一缕，故名。俗呼鹅儿肠菜，象形也。易于滋长，故曰滋草。《古乐府》云：为乐当及时，何能待来滋。滋乃草名，即此也。"生动形象，应该就是此物得名的本源。

《本草纲目》解字释词也有望文生义之处，比如螳螂别名

蟷螂，释作："两臂如斧，当辙不避，故得当郎之名。"释琥珀
云："虎死则精魄入地化为石，此物状似之，故谓之虎魄。"

2）汇集诸家注解

集解本是著作之一体，将诸家注解集合于一书，何晏《论
语集解·序》说："今集诸家之善，记其姓名，有不安者，颇为
改易，名曰《论语集解》。"

《本草纲目》的集解
项即由此而来，将《吴普
本草》《本草经集注》《新
修本草》以降，直至明代
《本草蒙筌》中关于本条药
物注释之重要者，剪去繁
复，记其姓名，依此罗列
在集解项下。此条通常由
书名或人名引起，如"别
录曰"指《名医别录》，
"普曰"指《吴普本草》，

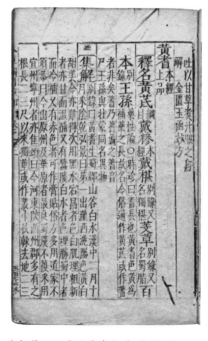

《本草纲目》"黄耆"条集解项

"弘景曰"指陶弘景《本草经集注》，"恭曰"指苏敬《新修本草》，"保升曰"指韩保升《蜀本草》，"珣曰"之李珣《海药本草》，"马志曰"指马志《开宝本草》，"禹锡曰"指掌禹锡《嘉祐本草》，"颂曰"指苏颂《本草图经》，"承曰"指陈承《补注神农本草并图经》，"宗奭曰"指寇宗奭《本草衍义》，"机曰"指汪机《本草会编》，"嘉谟曰"指陈嘉谟《本草蒙筌》等。集解项主要集中关于药物自然科学属性，如性状特征、产地栽种、采收加工等的讨论，诸家意见未必一致，所以通常殿以"时珍曰"作为结论性意见。

其一，节略化裁。

明代学者著书有个不好的习惯，为了证明己说，不惜篡改文献，如《四库全书总目提要》批评杨慎"好伪撰古书，以证成己说"。王世贞为《本草纲目》作序，正以继美杨慎《丹铅录》《卮言》相期许，当时学风如此，在引用文献问题上，李时珍亦不能免俗。

比如芦荟是《开宝本草》新增药物，谓其"俗呼为象胆，盖以其味苦如胆故也。生波斯国，似黑饧"。《嘉祐本草》引

《南海药谱》说："树脂也，本草不细委之，谓是象胆，殊非也。兼治小儿诸热。"按，《南海药谱》乃"不著撰人名氏，杂记南方药所产郡县，及疗疾之验，颇无伦次，似唐末人所作"，与李珣所撰《海药本草》并非一书，李时珍直接当作李珣的著作，在集解项引珣曰："卢会生波斯国。状似黑饧，乃树脂也。"不仅误冠作者，还将《开宝本草》所记"生波斯国，似黑饧"作为李珣的意见。

但客观而论，节略化裁除了损害文献的原貌以外，也可以使原文的意思更加明晰，因此亦无可厚非。比如"水银"条，《开宝本草》引陈藏器《本草拾遗》说："人患疮疥，多以水银涂之，性滑重，直

《本草品汇精要》广州卢会（芦荟）图

入肉，宜慎之。昔北齐徐王疗挛躄病，以金物火灸熨之。水银得金当出蚀金，候金色白者是也，如此数度，并差也。"这段话的意思含混不清，《本草纲目》集解项转引，将其调整为"陈藏器言人服水银病拘挛，但灸金物熨之，则水银必出蚀金"，有助于理解。

进一步言之，在节略化裁中其实隐含有引用者对原文献的理解情况。比如"羊桃"条集解项引保升曰："生平泽中，处处有之。苗长而弱，不能为树。叶花皆似桃，子细如枣核，今人呼为细子，其根似牡丹。"这段引文出自《证类本草》卷十一"羊桃"条，《嘉祐本草》引《蜀本草·图经》："今处处有，多生溪涧。今人呼为细子根似牡丹。"原文"今人呼为细子根似牡丹"，意思稍含混，究竟是"今人呼为细子根，似牡丹"，还是"今人呼为细子，根似牡丹"，语意不明。李时珍引用时加了"其"字，作"今人呼为细子，其根似牡丹"。这代表李时珍对此句的理解。另据《证类本草》本条引《新修本草》云："剑南人名细子根也。"《蜀本草》实根据此说立言，其本意是"今人呼为细子根，似牡丹"。由此看来，李时珍错误理解了《蜀本草》的意思，"其"字为画蛇添足。

对《本草纲目》使用者来说，不建议利用此书来获取前代文献，但如果结合《证类本草》与原文献对观，则能进一步了解李时珍在某些问题上的学术观点。

其二，决疑解纷。

历代本草家对同一药物的看法未必统一，集解项下李时珍的个人意见往往起到决疑解纷的作用，故价值极大。

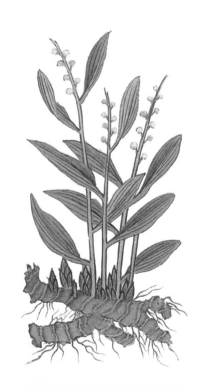

杜若图

《本草品汇精要》

杜若是《离骚》中经常用来比兴的芳草，《九歌》中凡三见：“搴汀洲兮杜若，将以遗兮远者”；“山中人兮芳杜若，饮石泉兮荫松柏”；“采芳洲兮杜若，将以遗兮下女。”杜若显然是一种用来持赠的香草，但其究竟是何物种，注释家一直没有定见。诗人不在意名实，围绕杜若两字，照样可以兴感叹。比如梁朝沈约《咏杜若》说："生在穷绝地，岂与世相亲。不顾逢采撷，本欲芳幽人。"药物学家则不同，必须指明实物才能够备药用。

陶弘景注释说："叶似姜而有文理，根似高良姜而细，味辛香。又绝似旋覆根，殆欲相乱，叶小异尔。"《新修本草》则不同意，认为："杜若苗似廉姜，生阴地，根似高良姜，全少辛味。陶所注旋覆根，即真杜若也。"其后《本草图经》亦纠结于杜蘅与杜若，不能有所定论。《本草纲目》集解项备列诸家意见以后，李时珍说："杜若人无识者，今楚地山中时有之，山人亦呼为良姜，根似姜，味亦辛。甄权注豆蔻所谓獟子姜，苏颂《图经》外类所谓山姜，皆此物也。或又以大者为高良姜，细者为杜若。唐时峡州贡之。"后世基本采纳李时珍的意见，以杜若为高良姜之类。

又如佛经中经常提到的曼陀罗花，《本草纲目》正式收载，李时珍解释说："《法华经》言佛说法时，天雨曼陀罗花。又道家北斗有陀罗星使者，手执此花，故后人因以名花。曼陀罗，梵言杂色也。"集解项详细描述植物特征："曼陀罗生北土，人家亦栽之。春生夏长，独茎直上，高四五尺，生不旁引，绿茎碧叶，叶如茄叶。八月开白花，凡六瓣，状如牵牛花而大，攒花中坼，骈叶外包，而朝开夜合。结实圆而有丁拐，中有小子。八月采花，九月采实。"由此确定其原植物为茄科白花曼陀罗，亦名洋金花。

3）纠正历代疏误

集解项李时珍的意见已经起到排难解纷的作用，对一些争论极大或影响深远的问题，《本草纲目》专门设立正误项，以示郑重。

比如《本草经》凝水石，一名白水石，一名寒水石，《名医别录》说："色如云母，可析者良，盐之精也。"按照陶弘景的意见，这种凝水石"碎之亦似朴硝"，疑当是含结晶水的硝酸盐矿石。硝酸盐溶解时能够吸热，故陶弘景说："此石末置水中，夏月能为冰者佳。"而《本草衍义》责备其"失言"，恐是少见多怪了。

因为凝水石出在产盐地区，常与石膏共生，唐代开始便有混淆。《新修本草》说："此石有两种，有纵理、横理，色清明者为佳。或云纵理为寒水石，横理为凝水石。"这两种所谓的凝水石、寒水石，恐怕就是方解石或石膏一类。唐人薛逢有一首《石膏枕》说：“表里通明不假雕，冷于春雪白于瑶。朝来送在凉床上，只怕风吹日炙销。”与寇宗奭言“人或磨刻为枕，以备暑月之用”正相合，当同是石膏。李时珍则坚持凝水石是盐根的主张，将之列在卤石类，正误项说：“诸家不详本文盐精之说，不得其说，遂以石膏、方解石指为寒水石。唐宋以来，相承其误，通以二石为用。”还特别感叹，“凝水之误，非时珍深察，恐终于绝响矣”。今日本正仓院所藏的寒水石标本果然为方解石（碳酸钙），可见李时珍的判断是正确的。但遗憾的是，药用凝水石的名实却没有因为李时珍的发明而改变，今天入药的寒（凝）水石有南、北两种，北寒水石为硫酸钙（石膏），南寒水石为碳酸钙（方解石）。

关于兰草名实的正误更有意思。《离骚》“纫秋兰以为佩”，这种沼生、芳香，可以折取作为衣饰的植物，在《神农本草经》中称为“兰草”，其原植物是菊科佩兰。《本草经》说兰草“生大吴池泽”，也就是今天江南的广大地区。

宋代或稍早，兰科兰花忽然冒用了“兰草”的名字。黄庭坚《幽芳亭记》专门辨别《楚辞》中的兰蕙，他说：“兰蕙丛出，莳以砂石则茂，沃以汤茗则芳，是所同也。至其发花，一干一花而香有余者兰，一干五七花而香不足者蕙。"黄庭坚的说法影响甚大，寇宗奭称得上宋代本草家之博洽者，在《本草衍义》中也附和说："（兰草）叶如麦门冬而阔且韧，长及一二尺，四时常青，花黄，中间叶上有细紫点。有春芳者，为春兰，色深；秋芳者，为秋兰，色淡。秋兰稍难得，二兰移植小槛中，置座右，花开时，满室尽香，与他花香又别。"元代医家朱震亨也说："兰叶禀金水之气而似有火，人知其花香之贵，而不知其叶有药方。盖其叶能散久积陈郁之气甚有力，即今之栽置座右者。"

李时珍专门在"兰草"条正误项说："二氏（指寇宗奭、朱震亨）所说，乃近世所谓兰花，非古之兰草也。兰有数种，兰草、泽兰生水旁，山兰即兰草之生山中者。兰花亦生山中，与三兰迥别。兰花生近处者，叶如麦门冬而春花；生福建者，叶如菅茅而秋花。黄山谷所谓一干一花为兰，一干数花为蕙者，盖因不识兰草、蕙草，遂以兰花强生分别也。"《本草纲目》分别图绘兰草与兰花，显示二者之不同。

4）阐发前修未明

《本草纲目》所言"发明"，乃是阐释道理的意思，与今言

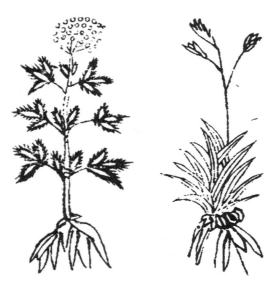

《本草纲目》兰草与兰花图

"发明创造"不太一样，但都指新观念、新见解。"发明"也是李时珍对著作水平的基本评价，在卷一《历代诸家本草》提要中说李当之《药录》"颇有发明"，寇宗奭《本草衍义》"发明良多"，朱震亨《本草衍义补遗》"多所发明"，陈嘉谟《本草蒙筌》"颇有发明"，而唐代《删繁本草》《四声本草》皆"无所发明"，宋代《嘉祐本草》"无大发明"，明代宁原《食鉴本草》亦"无所发明"。《本草纲目》发明项侧重于阐释医理，颇能切中肯綮。

比如《雷公炮炙论》形容延胡索的镇痛作用说："心痛欲死，速觅延胡。"因为古代"心"与现代词汇"心脏""心脏疾病"不完全对应，还可以指消化系统的"胃"，如此一来"心痛欲死"本身就有不同可能：既可能是心绞痛，也可能是胃痛，甚至也可能是与心血管、消化系统无关的其他疼痛，意思含混不明。《本草纲目》"延胡索"条发明项说："玄胡索味苦微辛，气温，入手足太阴厥阴四经，能行血中气滞，气中血滞，故专治一身上下诸痛，用之中的，妙不可言。"玄胡索，即延胡索，李时珍直接肯定延胡索的镇痛作用，可谓一语中的。

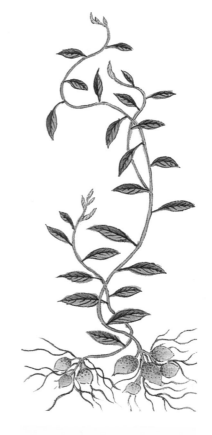

延胡索图

《本草品汇精要》

《本草纲目》中的人部药物一直受到诟病，其实李时珍在许多条目的发明项下都持反对立场。比如人肉传说能治疗瘵疾（瘵病一类令人瘦弱死亡的传染病），李时珍虽据《本草拾遗》收录，发明项说："身体发肤，受之父母，不敢毁伤。父母虽病笃，岂肯欲子孙残伤其支体，而自食其骨肉乎，此愚民之见也。"
这是站在儒家"仁学"的角度立论，同样的意见也见于"人
胞"条。

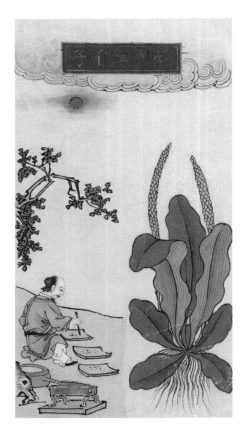

《补遗雷公炮制便览》车前子图

人胞即胎盘，也
载于陈藏器的《本草
拾遗》，元代以来受
"以人补人"风气的影
响，忽然大行于世，
李时珍亦不以为然，
发明项谓食胞胎的习
惯，乃是"诸兽生子
自食其衣之意，非人
类也"，直接揭示这一
现象背后的巫术逻辑。
又引崔行功《小儿方》
谓胞胎处理皆有禁忌，
感叹说："今复以之蒸
煮炮炙，和药捣饵，虽

曰以人补人，取其同类，然以人食人，独不犯崔氏之禁乎？"

发明项李时珍还特别善于利用前代诗歌中的一些细节来说明药物。比如"车前子"条引唐代张籍诗："开州午月车前子，作药人皆道有神。惭愧文君怜病眼，三千里外寄闲人。"证明车前子的采收时间（五月）、道地产区（开州，今重庆市开州区）、疗效（治疗目疾）。又针对薤的药性，多数本草都言温补，《本草图经》则说冷补，李时珍引杜甫《薤诗》云："束比青刍色，圆齐玉箸头。衰年关膈冷，味暖并无忧。"并认为："亦言其温补，与经文相合，则冷补之说，盖不然也。"

三 《本草纲目》的版本与图像

　　图谱的习惯古已有之，《左传·宣公三年》说："昔夏之方有德也，远方图物，贡金九牧，铸鼎象物，百物而为之备，使民知神奸。故民入川泽山林，不逢不若。螭魅罔两，莫能逢之。"这算是说明性图谱的滥觞。而为本草中的动植物图形写照，大约以芝草为最早。《太平御览》卷九百八十六引缪袭《神芝赞》，曹魏青龙元年（233）五月，神芝生于长平，有司作为祥瑞奏闻，乃"诏御府匮而藏之，具画其形"。这幅"神芝图"没有流传下来，而《神仙芝草图》《延寿灵芝瑞图》《灵宝神仙玉芝瑞草图》之类，不绝于记载；保存于明代正统《道藏》中的《太上灵宝芝草品》，即是此类芝草图例的孑遗。

　　图文并茂应该是记录药物性状特征的最佳方式，此即《本草图经》所言："图以载其形色，经以释其同异。"《隋书·经籍志》著录有原平仲撰《灵秀本草图》六卷，《历代名画记》

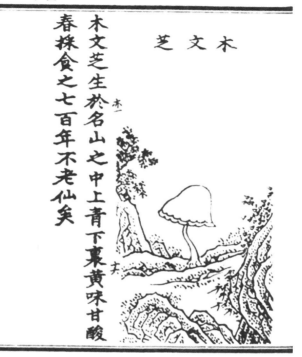

明代正统《道藏》中的《太上灵宝芝草品》

注释说："起赤箭，终蜻蜓。源平仲撰。"可见此套本草图册包括了植物和动物，除此而外，《历代名画记》还提到《神农本草例图》一卷，应该也是早期的本草图谱。

唐显庆二年（657）苏敬请修本草，正文部分二十卷，以陶弘景《本草经集注》为蓝本加以补充，同时又"征天下郡县所出药物，并书图之"，于是成图谱二十五卷，图经七卷。据孔志约序描述，这套图谱"丹青绮焕，备庶物之形容"，不仅是彩图，而且美观，所以也被《历代名画记》目为"古之秘画珍图"，慎重收载。

《新修本草》的药图同样也没有流传下来，保留在《证类本草》中的宋代《本草图经》插图，便是现存年代最早的本草图例。此后如南宋《绍兴本草》、元代《饮膳正要》、明代《救荒本草》《本草品汇精要》等，皆有插图。《本草纲目》从金陵本开始，亦有插图；但与前述书籍将图例插入药物条目不同，《本草纲目》的主要版本，几乎都将这千余幅图例置于卷首。

1. "一祖三系"

谈论《本草纲目》的插图，需要从此书的版本说起。

《本草纲目》的版本大致可分为"一祖三系"：原刻祖本之金陵本；万历三十一年（1603）夏良心、张鼎思江西南昌重刻本，及以此为底本的若干覆刻本，习称"江西本系统"；崇祯十三年（1640）钱蔚起杭州六有堂重刻本，及以此为底本的若干覆刻本，习称"钱衙本系统"，或"武林钱衙本"；光绪十一年（1885）张绍棠南京味古斋重刻本，及以此为底本的若干覆刻本、石印本，习称"张本系统"。"三系"不仅文字存在异同，最大区别乃是冠于书首的几卷药图。

所以如果按照图例的情况来描述《本草纲目》的版本情况，则只有江西本系统才算得上祖本的嫡系；钱衙本约20%的图例根据祖本增饰改绘，70%多的图例则是与祖本无关的重绘，就图例而言，钱衙本其实是祖本的"修订本"；张本略多于50%的图例承袭钱衙本，其余40%为与钱衙本不同的重绘，所以张本应该算钱衙本的"修订本"。

1）金陵本与江西本

金陵本是祖本，目前国内外尚存数部，有多种影印本、点校本，以张志斌、郑金生整理校点《本草纲目影校对照》（科学出版社，2017年）质量最优。

金陵本以王世贞万历十八年庚寅（1590）序言冠首，然后是"辑书姓氏"，题作："敕封文林郎四川蓬溪县知县蕲州李时珍编辑；云南永昌府通判男李建中、黄州府儒学生员男李建元校正；应天府儒学生员黄申、高第同阅；太医院医士男李建方、蕲州儒学生员男李建木重订；生员孙李树宗、生员孙李树声、生员孙李树勋次卷；荆府引礼生孙李树本楷书；金陵后学胡承龙梓行。"

金陵本图例两卷，居"辑书姓氏"之后，标题《本草纲目附图卷之首上》与《本草纲目附图卷之首下》。两卷合计 1 110 幅图例，其中"草部蔓草类"之藤黄有名无图，实有图例 1 109 幅。上、下两卷页码连续编号，止于一百五十。上卷起金石部金类之水金，止于芝栭类之石耳，图例 626 幅，其中藤黄有题无图；下卷起果部五果类之李，止于兽部寓类之狒狒，图例 484 幅。两卷编辑图绘责任人署名不完全一样，上卷题："阶文林郎蓬溪知县男李建中辑，府学生男李建元图，州学生孙李树宗校。"下卷题："阶文林郎蓬溪知县男李建中辑，州学生男李建木图，州学生孙李树声校。"

图例按照正文 16 部的顺序排列，水、火、土、服器、人部无图，实有 11 部；部之下仍按正文分小类，正文 60 小类，除去水、火、土、服器、人部之下涉及的 7 小类外，草部之杂草类、谷部之造酿类、木部之杂木类、兽部之怪类亦无图例，

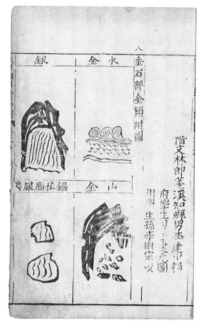
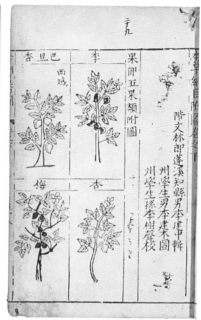

《本草纲目》金陵本附图卷上（左）、卷下（右）首页书影

共包括 49 小类；每一小类单独分页，小类中药物过多，再分上、下；每面 4—6 幅图例，一般每小类的第一面为 4 幅图例，其他各面为 6 幅图例，但也有少数例外。

金陵本约刻于万历二十一年（1593），此后十年即万历三十一年夏良心、张鼎思南昌重刻，添张鼎思、夏良心序，李建元进《本草纲目》疏，通常称为"江西本"。江西本图文皆保持金陵本原貌，但删去原本著作权人及相关编辑人员信息，仅

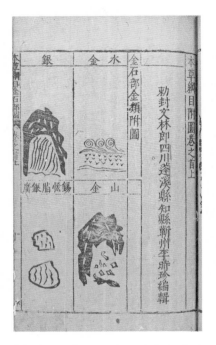

《本草纲目》江西本附图卷上首页书影

在《本草纲目附图卷之首上》，将原刻"阶文林郎蓬溪知县男李建中辑，府学生男李建元图，州学生孙李树宗校"等字样删去，改题"敕封文林郎四川蓬溪县知县蕲州李时珍编辑"，此应是全书作者项署名，并不是图例由李时珍编辑的意思。所以在《本草纲目附图卷之首下》之前，原刻"阶文林郎蓬溪知县男李建中辑，州学生男李建木图，州学生孙李树声校"被删去，不再出现"敕封文林郎四川蓬溪县知县蕲州李时珍编辑"字样。

除题署不同，江西本图例卷基本结构与金陵本完全一致，如卷下果部橀实与夷果类荔枝之间，木部胡桐泪与乔木类蘖木黄蘖之间皆空白一面，"藤黄"条同样有题无图。江西本图例尺寸与金陵本相同，图例在版框内的位置基本一致，但文字位置和字体稍有不同，估计是用金陵本图案直接影摹上版。正因为此，江西本草蒿图漏刻旁注"青蒿"，王瓜图漏刻旁注"土瓜"，乌头图例上漏刻有关药用部位名称的注释，金星草图漏刻旁注"面"字，木芙蓉图例标题误刻为"水芙蓉"等，皆属于无心之失。但是，对金陵本图绘过于荒谬处，江西本也尽量加以纠正。如卷十四牡丹、芍药、茉莉，卷十六黄蜀葵等，皆为常见花卉，金陵本描摹过于失真，江西本按照真实物种的状态重新描绘花朵，修饰叶片。卷五十一虎江西本也完全重绘。

2）钱衙本

崇祯十三年（1640）钱蔚起在杭州六有堂重刻《本草纲目》，因扉页题"武林钱衙藏版"，故又称"钱衙本"。钱蔚起自称此本"图绘尽神，雕镂入巧"。书前图例分上、中、下三卷，在金陵本、江西本著作人署名处，改刊小引云："从来图绘，绚饰为工，未暇析其形似。是以博物君子每多楂梨橘柚之疑。兹集详考互订，拟肖逼真，虽遐方异物，按图可索，奚第多识其名已也。"

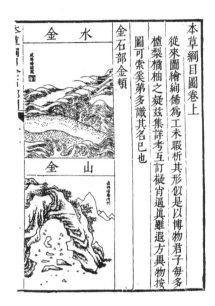

《本草纲目》钱衙本《本草纲目》
附图卷上首页书影

钱衙本图例为三卷，标题《本草纲目图卷上》《本草纲目图卷中》与《本草纲目图卷下》。卷上图例378幅，卷中图例354幅，卷下图例378幅，合计图例1 110幅。图例仍按照正文16部的顺序排列，水、火、土、服器、人部无图，实有11部；部之下仍按正文分小类，正文60小类，除去水、火、土、服器、人部之下涉及的7小类外，草部之杂草类、谷部之造酿类、木部之杂木类、兽部之怪类亦无图例，共包括49小类；其中石类、山草类、隰草类、卵生4小类中药物过多，再分上、下，每一小类单独分页；每面4幅图例，每小类最后一面药图数或有缺减，不足4幅。

取钱衙本与金陵本图例对勘，钱衙本对所有图例皆有修饰改易，其中基本格局不变，而略有润饰者 259 幅，占 23.35%；部分失真，增减原图中药物数目、枝叶花果、添绘背景等，计 766 幅，占 69.08%；严重失真，抽换药图，致使品种改变，或无法推考药物基源，计 84 幅，占 7.57%。钱衙本流传甚广，此本翻刻最多，清代《四库全书》，日本《头注国译本草纲目》，皆用其图例，各大图书馆皆有收藏。

钱衙本对金陵本图例的修饰改易，既有出于美术目的之加工处理，也有根据真实物种之校订写真。前者顾及美观而扭曲物种的真实形态，故大为本草研究者诟病；后者则能看出，钱衙本图例也非一味追求美观，对金陵本图绘之疏谬有所补正。兹各举一例。

金陵本知母图例乃参考《证类本草》"解州知母"绘制，但将伞形花序改为总状花序，此为百合科知母的真实状态，表明图绘者了解真实物种；绘制手法虽然粗糙，但仍可见其根茎横斜而生，叶似韭，花序穗状，与今广泛使用的知母相符。钱衙本则根据《证类本草》"卫州知母"绘制，并将"解州知母"的花序移植其上，于是变成一种似韭非韭之物"。

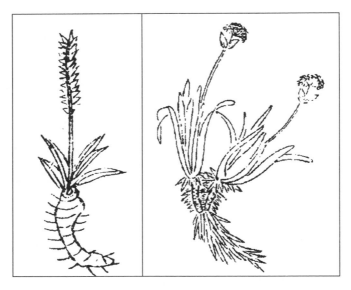

《本草纲目》金陵本、钱衙本知母图

　　唐宋以来的本草对紫荆的原植物描述一直含混不清，《证类本草》所绘紫荆图例特征性不强，难于推断品种，但可以肯定不是今天所称的豆科紫荆属植物紫荆。据《本草纲目》集解项李时珍说："高树柔条，其花甚繁，岁二三次。其皮入药，以川中厚而紫色味苦如胆者为胜。"由此看出，李时珍所了解的紫荆，应该也是豆科紫荆之类。但金陵本所绘，其枝干造型似乎参考《证类本草》的紫荆图例，三出复叶，圆锥花序顶生，所表现者似为与蔓荆、牡荆、黄荆一类的马鞭草科植物。钱衙本乃根据豆科紫荆写生重绘，刻画紫荆花朵成束簇生枝干的情况，左下方绘叶的折枝，暗示花叶不同时。

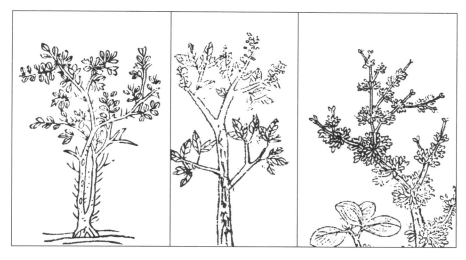

《证类本草》、《本草纲目》金陵本、《本草纲目》钱衙本紫荆图

3）张绍棠本

清光绪十一年（1885）味古斋张绍棠对《本草纲目》做了大规模校勘，在南京雕版印刷，这是《本草纲目》又一传本系统，即"张本"。书扉"光绪乙酉夏合肥张氏味古斋重校刊"由俞樾题署；以张绍棠"重订本草纲目序"冠首，附刊《濒湖脉学》《奇经八脉考》《本草万方针线》，以及《本草纲目拾遗》。

张本药图三卷，分卷与钱衙本同，卷首保留钱衙本小引，其前添"合肥张士瑜、玕审定"，士瑜、士玕为张绍棠的儿子。

卷下末尾并有张士瑜题记，其略云："右图最金石草木蔬谷果蓏鸟兽虫鱼鳞介都一千一百二十七品，增谷部图七，增草部图十，改正图四百一十二。旌德王镜堂汝谦、上元朱藻臣铭华校理，江宁许功甫燮年绘图，同邑范静存锡尧监刊。刊于光绪癸未八月，竣于乙酉六月。"

张绍棠本循钱蓈本，图例亦为三卷，标题"本草纲目图卷上""本草纲目图卷中"与"本草纲目图卷下"，合计图例1 122 幅。由卷下末尾"增谷部图七，增草部图十，改正图

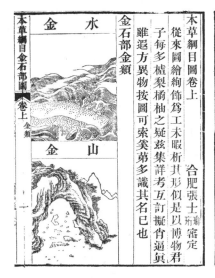
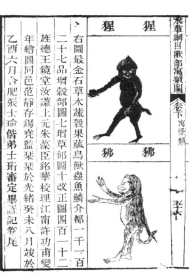

《本草纲目》张绍棠本图卷书影

四百一十二"可知，张绍棠本在钱衙本基础上做了较大改动。图例仍按照正文 16 部的顺序排列，与金陵本及钱衙本一致，水、火、土、服器、人部无图，有图者 11 部；部之下按正文分小类，正文 60 小类，除去水、火、土、服器、人部之下涉及的 7 小类无图外，草部之杂草类、谷部之造酿类、木部之杂木类、兽部之怪类亦无图例，共包括 49 小类；每一小类单独分页，小类中药物过多时，如石类、山草类、隰草类、卵生类，再分上、下；每页 4 幅图例。取张绍棠本与钱衙本对勘，张绍棠本仿绘钱衙本的图有 646 幅，部分修改的 379 幅，严重改换的 85 幅。张绍棠本另增加了药图 12 幅（计药 17 种），药图总数达 1 122 幅。

2. 金陵本插图作者及相关问题

金陵本插图为上、下两卷，两卷编辑图绘责任人署名不完全一样，如前所言，上卷题"阶文林郎蓬溪知县男李建中辑，府学生男李建元图，州学生孙李树宗校"；下卷题"阶文林郎蓬溪知县男李建中辑，州学生男李建木图，州学生孙李树声校"。

  两份名单中职位变化最大的是李建中，附图两卷他的头衔是"阶文林郎蓬溪知县"，而在全书出版时，他的头衔是"云南永昌府通判"。按，李建中是李时珍长子，卢絃《蕲州志》有传，其略云："嘉靖四十三年举于乡，六上礼官不第，署河南光山教谕，为诸生授经，束脩转给寒士。升四川蓬溪知县。"李建中在蓬溪任上政绩卓著，按照明代文官父祖封赠制度，外官考满合格父母可以获得对品封赠，《本草纲目》书前李时珍衔"敕封文林郎四川蓬溪县知县"，即由此而来。传记又说："后摄安岳，新令至，安岳人称，但愿如摄令者。其摄遂宁亦然。封文林郎。以循良擢云南永昌同知，因亲老不拜，三上牍乞休。"另据道光修《蓬溪县志》云："李建中，蕲州举人，万历三年任。"同书又记："王良谟，湖广举人，万历十三年任。"则李建中在蓬溪任职的时间在万历三年至万历十三年之间（1575—1585），升任云南永昌通判在此后。图例由李建中主持，根据其结衔情况可知，图例完成时间也应在万历三年至万历十三年之间。

  又据《本草纲目》卷一《历代诸家本草》"《本草纲目》"条说："明楚府奉祠敕封文林郎蓬溪知县蕲州李时珍东璧撰。

搜罗百氏，访采四方。始于嘉靖壬子，终于万历戊寅，稿凡三易。"书稿完成时间为万历六年戊寅（1578），图例绘制工作或许就在此时着手进行。

　　万历八年（1580）李时珍到太仓访王世贞，求其为《本草纲目》作序。据《弇州四部稿》，王世贞有《蕲州李先生见访之夕即仙师上升时也寻出所校定本草求叙戏赠之》诗云："李叟维稍直塘树，便睹仙真跨龙去。却出青囊肘后书，似求元晏先生序。华阳真逸临欲仙，误注本草迟十年。何如但附贤郎舄，羊角横抟上九天。"末句有注："君有子，为蜀中名令。故云。"这位"为蜀中名令"的贤郎，即是李建中。诗用道书《桓真人升仙记》中陶弘景的典故，说陶弘景修道有"三是四非"，故不得立即升仙，其中第一非即是："注药饵方书，杀禽鱼虫兽救治病苦。虽有救人之心，实负杀禽之罪。"王世贞因此调侃李时珍，何不将后续工作委托给儿子，以便轻举飞仙。此诗所咏，也正与李建中主持图绘工作相吻合。

　　还可以根据李时珍次子李建元的生年，对图例工作的时间做进一步推定。《李建元墓志铭》谓，建元"生于嘉靖甲辰年七月十三日"，娶胡氏，生三子："长树本，□荆府引礼生；次树声，郡庠生；季树良，业儒。"李建元的次子李树声参加了下卷图例的校对，身份是"州学生"。甲辰年为 1544 年，以此反推，图例制作时间应该在万历八年（1580）或稍后，李时珍 63 岁左右，李建元 37 岁以上，他的次子李树声已经取得庠生的身份，年龄接近 20 岁。

根据图例卷责任人署名，李建中负责统筹，工作量可大可小，从所完成两卷图例来看，他可能只是将图绘任务一分为二，仅简单规划体例，而未做详细部署，属于挂名指导——这也与他远在蓬溪任上，公务繁忙的实际情况相吻合。次子李建元负责绘制上卷，三子李建木负责绘制下卷，两孙李树宗、李树声负责校对。

从图绘技巧、水平的角度，确实看不出上、下卷间的差别，但一些细节仍显示两卷之不同。

其一，图例都以《证类本草》作参考，绝大多数都删去《证类本草》图例名称中带有的产地，但上卷标题直接出现产地者，如广州木香，单州漏芦、沂州漏芦、秦州漏芦、海州漏芦、潞州款冬花、秦州款冬花之类；下卷没有这种情况。

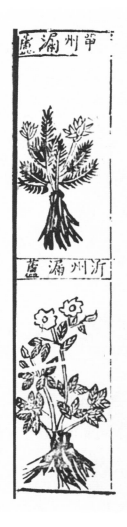

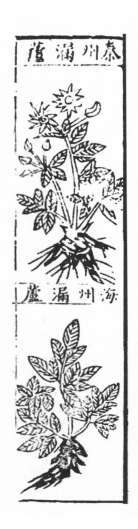

《本草纲目》金陵本漏芦图

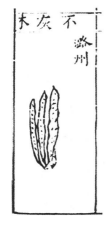

《本草纲目》金
陵本不灰木图

其二，上卷有时也将《证类本草》图例名称中的地名放在旁注中，如不灰木旁注"潞州"，井泉石旁注"深州"，石蛇旁注"南恩州"，火炭母草旁注"南恩州"，见肿消旁注"筠州"，攀倒甑旁注"宜州"，防葵旁注"襄州"等；下卷偶然也旁注地名，如鲈鱼旁注"松江"，木狗旁注"广西"等，但与《证类本草》图名完全无关。

其三，前面提到相对于正文药名，图名标题用赘称或简称的情况，以上卷为多，下卷名称相对规范。综上，图例上卷李建元图，下卷李建木图，应该是实情。

图绘工作结束于万历十三年（1585）李建中卸任蓬溪县知县以前，距离正式出版尚有数年，由此可见附图是精心考虑的结果，并非通常认为，这两卷图例或许只是为了出版方便（比如带有"绣像"的图书更容易招徕读者），应出版方要求仓促绘制的。

　　从《本草纲目》篇章结构来看，全书共 52 卷，药物各论从卷八开始，实际占有 45 卷的篇幅。图例上卷对应正文卷八至卷二十八，共计 21 卷，下卷对应正文卷二十九至卷五十二，共计 24 卷，虽然上卷占有卷帙少，因为草部内容庞大，图例反较下卷为多。事实上，如果将菜部（卷二十六至二十八）也划给下卷，则上卷图例 552 幅，下卷 558 幅，正好对等。此亦见李建中在分派任务时，并没有详细的拟绘图例目录，只是根据正文卷帙大致估算。这其实也可以作为上、下两卷确实由李建元、李建木各自完成的佐证。若图例分上、下卷只是为了安排建元、建木的名字，完全可以在刻板的时候把菜部归在下卷，使上、下两卷篇幅均等。

　　原始图例的状态大约存在两种可能：情况之一，二李所绘皆是一页一幅的大图，交书坊版刻的时候，工匠根据版面需要，缩摹成小图，然后上版、镂刻、刷印；另一种情况，交付书坊的稿件，图例已经绘成目前大小，工匠只需要钩摹在书版上，即可进入镂刻印刷程序。尽管前一种情况似乎较易理解，但图例中的一些细节更支持后一种可能性。

　　卷十一"食盐"条，金陵本绘有海盐、池盐、井盐、石盐

4 幅图例，其中海盐乃是根据《证类本草》之海盐图例简化。《证类本草》海盐图场面宏阔，右上方示意海水；右下方为容盛海卤的坑池，人力转运海卤；左下方为煎熬海卤的盐盘与大灶，此为图案焦点所在；左上方为盐仓。金陵本仅保留三项元素：右上四分之一面积示意海水；左下四分之一卤灶，和一名掌控火候的人员；右下以盐堆代替原图之盐仓。金陵本从《证类本草》图例中提取的这些元素，如果不对照《证类本草》原图，根本不知所云——这固然与图绘者绘画技巧低下难于把握

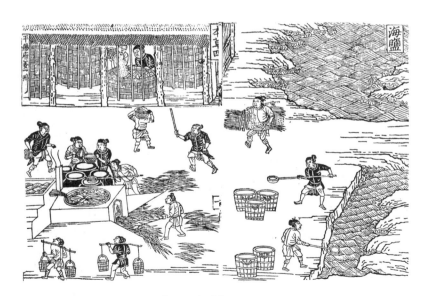

《证类本草》海盐图

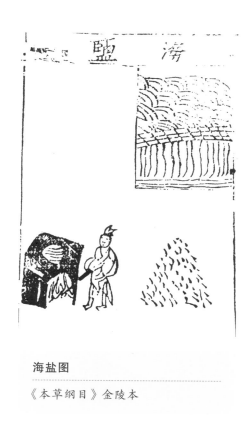

海盐图

《本草纲目》金陵本

繁复场面有关；而纸面局促，不便于场景展开，应该也是重要原因。

卷三十五"巴豆"条，金陵本图例乃参考《证类本草》"戎州巴豆"绘制，其右下方果穗、左上方果穗皆因接近边框而改向下折，若采用较大的纸面绘制（临摹）则无此问题。此外，如卷十七"海芋"条，此《本草纲目》新增物种，图绘没

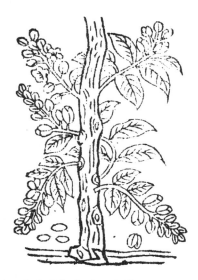

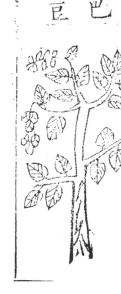

《证类本草》戎州巴豆图　　　　　　　《本草纲目》金陵本巴豆图

有依凭，图例应该是实物写生；同样由于纸面狭窄，左右两侧叶缘被迫根据边框线"挤压"成了直线。

　　再从出版环节考虑。关于金陵本出版人胡承龙的信息不多，但南京在明代为重要出版中心，地位毋庸置疑；胡承龙的书坊能够承接如《本草纲目》这样卷帙庞大的著作，其规模必然在中等以上。如果书稿中的图例是大开本，则需要工匠缩摹，依今天所见明版书图例钩摹、镂刻水平来度量，胡承龙的书坊如果将原稿较为精致的图例，勾画镌刻刷印成现在这种样子，李家人不可能接受。唯一可能，原图就是如此。退一步言，如果原稿大图就是现在这个样子，工匠应该有能力稍作美化，而不是目前这种十分丑陋的状态；更何况，从美术学的立场，缩摹一张规范的图案，远比缩摹这种拙劣图案容易得多。

除此而外，还有一项细节作为佐证。植物版画图例，白描线条多用中锋勾勒，这样显得挺拔干练，《证类本草》的图例皆是如此。金陵本的图绘者不了解这一"秘诀"，描摹时夹杂有许多侧锋，木板刷印无法表现浓淡深浅，形成的线条显得拖沓。如卷十二白术的主茎即是如此，对比构图近似的《证类本草》"舒州术"，反差尤其明显。我们这样考虑，如果原稿是大图，工匠缩摹上版，出于本能或操作便利，也会将线条规范为挺括的中锋，而不是现在所见的那种拖沓状态。所以，从金陵本图例现状来

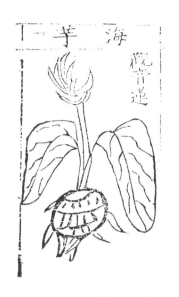

《本草纲目》金陵本海芋图

海芋为《本草纲目》新增物种，没有可参考的图绘，只得根据实物写生，因此呈现出画幅不够的局促感。

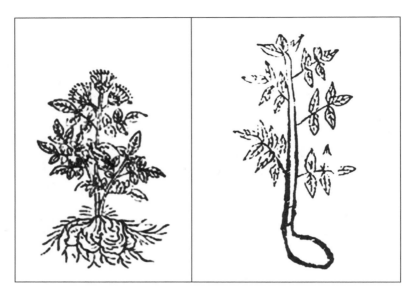

《证类本草》舒州术图、《本草纲目》金陵本白术图

看，更像是用书稿直接上版，没有经过钩摹环节，故保留了李建元、李建木兄弟图画的线条特征。

更可以根据金陵本的图例状态讨论二李的图画水平。绘画才能天分与学习同样重要，金陵本图例能说明两位图绘者既缺乏绘画天才，也没有接受过绘画训练。

比照范本临摹是绘画的初阶，先看金陵本临摹的情况。卷十四牡丹图例，乃是比照《证类本草》"滁州牡丹"绘制，原图牡丹花朵极大，花与叶交接处稍含混；金陵本图绘者（李建元）

无法把握原作构图，胡乱将花绘成两朵。牡丹图算是金陵本临摹图例中最差者，以致于江西本例外地根据金陵本图例的结构，修饰枝叶，重绘花朵。又如卷二十九桃比照《证类本草》桃核人绘制，原图绘两枚桃实，其中一枚果肉张开，果核隐约可见；金陵本图绘者（李建木）因为纸面局限，桃实减为一枚，桃尖向下；江西本也对枝叶和果实稍作处理，以接近真实物种。

临摹以外，则是写生，一些图绘者生活中常见的物种，

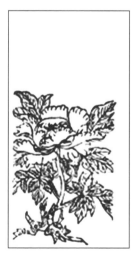

滁州牡丹图

《证类本草》

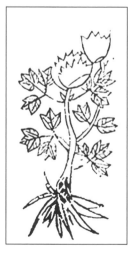

牡丹图

《本草纲目》金陵本

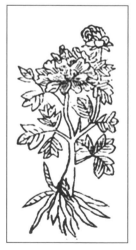

牡丹图

《本草纲目》江西本

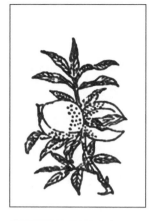 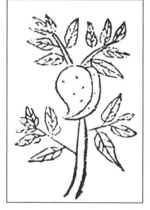 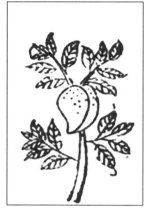

桃核人图

《证类本草》

桃图

《本草纲目》金陵本

桃图

《本草纲目》江西本

若没有现成图案参考，则可以检验图绘者的观察力、构图造型能力。如蝌蚪，外形简单，图画没有难度，卷四十二蝌蚪图例表现成这种样子，图绘者洞察力之低下，毋庸置疑；卷二十三玉蜀黍、卷五十一猫，可见两位图绘者的构图造型能力低下。

对中国画而言，还有一种情况，一些特定的图绘对象，如兰、竹、梅、菊之类，有程式化的图绘表达，即所谓的"文人画"。看金陵本卷十四之兰花、卷三十七之竹，可以确认，两位图绘者也没有接受过文人画的训练。

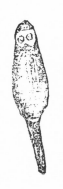

蝌蚪图

《本草纲目》金陵本

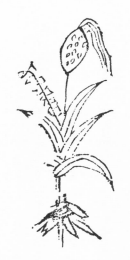

玉蜀黍图

《本草纲目》金陵本

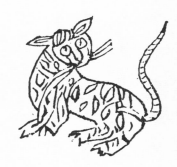

猫图

《本草纲目》金陵本

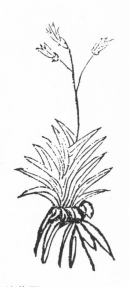

兰花图

《本草纲目》金陵本

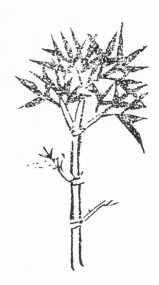

竹图

《本草纲目》金陵本

讨论李建元、李建木的图绘水平，有两点意义。这种低劣的图绘，确实不可能存在代笔者，应该就是二李亲自所为；李时珍容忍这样低劣的图绘作为《本草纲目》插图，即使存在经济窘困等因素，但本质上仍说明，李时珍对插图不是十分重视。

3. 钱衙本、张绍棠本的画家图式

金陵本的插图工作由李时珍的两个儿子李建元、李建木负责，很可能就出自二李的手笔。二李的图画水平实在不高，尤其从美术学的立场出发，很难与被王世贞称作"性理之精微，格物之通典，帝王之秘箓，臣民之重宝"的"奇书"相匹配，故出于招徕读者的需要，钱衙本与张绍棠本都主要在图例上进行调整改编。钱衙本与张绍棠本的图例都出当时名家手笔，不仅技术精熟，其中蕴含的所谓"画家图式"与"人文意象"，颇有讨论的必要。

1）钱衙本之美术加工

钱衙本由陆喆绘、项南洲刻。项南洲是明末清初杭州著名的刻工，除钱衙本插图外，还刻有《燕子笺》《西厢记》《醉葫芦》《吴骚合编》等；陆喆也是明末插图画家，生平不详。

尽管钱蔚起自称此本图例"详考互订，拟肖逼真"，在画家而言，造型构图有一定程式，未必能完全恪守写生作品"客观描述"之基本要求。钱衙本以前的本草图谱，不论精粗，图绘皆简单写实，画面中极少出现与主题无关的附属物，钱衙本因为出自职业插图画家的手笔，颇有与前代图例不同之处。

插图画与通常的山水花鸟人物不同，经常需要根据故事情节搭建场景，画家往往采用固定"图式"来营造时空，这种手法在钱衙本图例中应用颇多。

物品用盘子或几案盛装、承载，烘托珍稀宝贵的气氛。如矿石类的青琅玕、玻璃、菩萨石皆这样处理；动物类的鲊答、牛黄，皆属"至宝"，也如此处理。需说明的是，钱衙本还在芒硝、绿矾两幅图例中出现了碗斗，乃是从金陵本继承下来，表示制作过程中过饱和溶液在碗中结晶析出，与珍贵无关。

图画中的锦帕也可以衬托高贵的气质，如卷八"宝石"条，金陵本绘一大六小块状物，主题不鲜明，钱衙本改绘为块状的宝石用锦帕包裹。更巧妙的是同卷"水精"（水晶），此《本草纲目》新增药物，集解项李时珍说："水精亦颇黎之属，有黑、白二色。倭国多水精，第一。南水精白，北水精黑，信州、武昌水精浊。性坚而脆，刀刮不动，色澈如泉，清明而莹，置水中无瑕、不见珠者佳。"金陵本绘作近圆形珠状物；钱衙本改绘为圆球，以罗帕包裹，水晶球背后的罗帕图案隐约可见，由此来表现球体透明。

为了表示家养，马加鞍鞯以区别野马，鹦鹉安置鸟架上表示驯养，鹅前面添一盘饲料。黄杨木根据"人家多栽种之"，于其下筑花坛；景天"今人皆盆盛养之于屋上"，故用花盆盛装；枸橘"人家多收种为藩蓠"，于是增加竹篱背景。

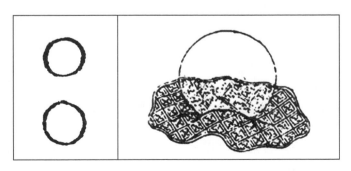

《本草纲目》金陵本、《本草纲目》钱衙本水精（水晶）图

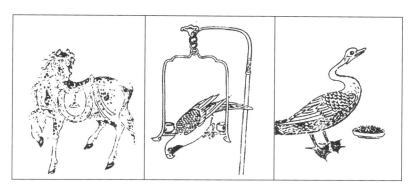

《本草纲目》钱衙本马图、鹦鹉图、鹅图

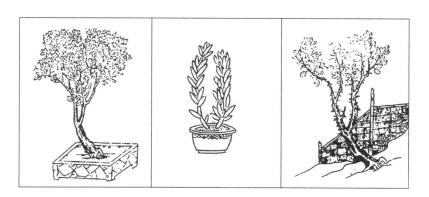

《本草纲目》钱衙本黄杨木图、景天图、枸橘图

　　物种的生态背景是钱衙本图例比较关注的问题，如卷二十一的土马鬃、昨叶何草、垣衣图例。土马鬃"所在背阴古墙垣上有之"，"乃土墙上乌韭也"，以城墙为生态背景，其上点染植株为示意；昨叶何草即瓦松，"生屋瓦上"，使用屋瓦为背景；垣衣"乃砖墙城垣上苔衣也"，故以墙垣为背景。

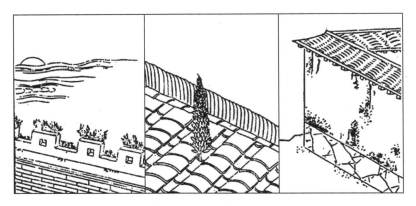

《本草纲目》钱衙本土马鬃图、昨叶何草图、垣衣图

卷五十一的几种鼠类，钱衙本基本按照金陵本造型，身体细节稍有修饰，并根据《本草纲目》等的记载，增加栖息背景。鼹鼠按《本草纲目》的意见即是田鼠，李时珍解释："田鼠偃行地中，能壅土成坌，故得诸名。"钱衙本动物造型仿金陵本，所表现者为仓鼠科东方田鼠之类，但增绘高粱之类禾本科作物，示意鼹鼠在农田打洞为患。竹𪕩即竹鼠，为竹鼠科中华竹鼠之类，钱衙本仍以金陵本为据，增加竹竿作为栖息背景。土拨鼠为松鼠科草原旱獭，钱衙本增绘山石洞穴作为栖息背景。貂鼠为鼬科动物紫貂，钱衙本根据《本草纲目》释名项所说"此鼠好食栗及松皮"，及《尔雅翼》说"好在木上"，以栗树为栖息背景。黄鼠为松鼠科黄鼠，喜欢后足站立，前肢在胸前，如作揖状，故称礼鼠。黄鼠主要分布在沙漠地带，"穴

居有土窖如床榻之状"，钱衙本做家鼠造型，蹲坐拱手状，以
沙地土台示意沙漠环境。

插图画家尤其擅长表现带有情节的场景，钱衙本中也有
类似的画面，此类画面可简可繁。其简单者如卷二十九棚梅，
集解项李时珍说："棚梅出均州太和山。相传真武折梅枝插于

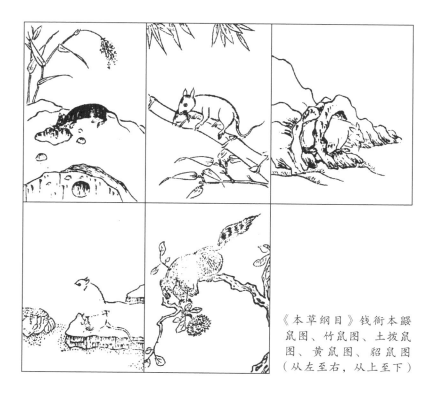

《本草纲目》钱衙本鼹
鼠图、竹鼠图、土拔鼠
图、黄鼠图、貂鼠图
（从左至右，从上至下）

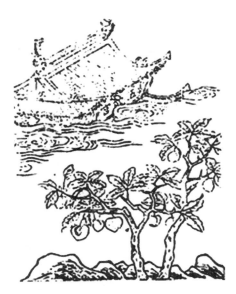

《本草纲目》钱衙本棚梅图

棚树，誓曰：吾道若成，花开果结。后果如其言。今树尚在五龙宫北，棚木梅实、杏形、桃核。道士每岁采而蜜煎，以充贡献焉。棚乃榆树也。"按其描述，似指蔷薇科植物榆叶梅。钱衙本图绘者并不了解棚梅原植物为何，根据均州太和山（武当山）五龙宫的线索，将金陵本棚梅折枝改绘为果树，结实累累，背景为宫殿隐没云雾中，匾额题"五龙宫"字样。

稍复杂的如卷三十四阿魏，集解项李时珍谈到"羊射脂"的传说："出三佛齐及暹逻国者，树不甚高，土人纳竹筒于树内，脂满其中，冬月破筒取之。云其脂最毒，人不敢近。每采时，以羊系于树下，自远射之。脂之毒着羊，羊毙即为阿魏。"钱衙本即据此演绎为图画，阿魏树灌木样，羊栓树上，人持弓箭射羊。

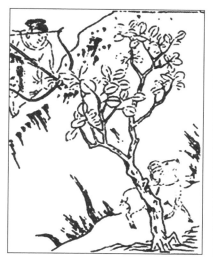
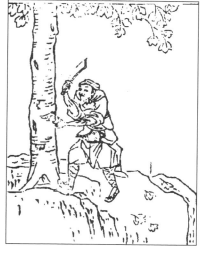

《本草纲目》钱衙本阿魏图　　　　　《本草纲目》钱衙本藤黄图

　　卷十八藤黄为藤黄科植物藤黄的树脂，金陵本有名无图，钱衙本根据集解项李时珍引《真腊记》说："番人以刀斫树枝滴下，次年收之。"绘土人以刀砍树，树脂流出的样子。

　　明清以写意风格为主的文人画获得极高的社会审美认同，写实主义创作则经常被贬低为"匠气"。在这样的社会背景下，职业图绘者无论其是否具有"文人画家"的身份，他们总是在作品中竭力表现"文人意识"，亦即所谓的"人文意象"。钱衙本也不例外，简举数例。

　　卷四十九慈乌，按照《本草纲目》的意见，乌分四种：

"小而纯黑，小觜反哺者，慈乌也；似慈乌而大觜，腹下白，不反哺者，雅乌也；似鸦乌而大，白项者，燕乌也；似鸦乌而小，赤觜穴居者，山乌也。"慈乌大致为白颈鸦的黑色型，通体除头侧有白纹外，均为黑色。钱衙本所绘慈乌，通体纯黑，小嘴，增加树枝作为栖息背景，图右上添绘圆月，似乎是表现"乌夜啼"。按，《乌夜啼》是乐府古题，如李白《乌夜啼》有句云："黄云城边乌欲栖，归飞哑哑枝上啼。"此外，《慈乌夜啼》是白居易的一首五言古风，有云："慈乌失其母，哑哑吐哀音。昼夜不飞去，经年守故林。"

卷四十八燕，这是燕科的禽鸟，以家燕为常见。《本草纲目》集解项对燕的形态描述清楚："燕大如雀而身长，籋口丰颔，布翅歧尾，背飞向宿。营巢避戊己日，春社

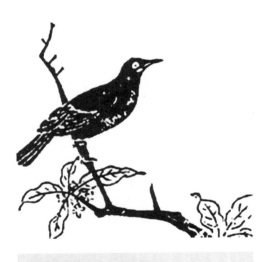

慈乌图

《本草纲目》钱衙本

来，秋社去。其来也，衔泥巢于屋宇之下；其去也，伏气蛰于
窟穴之中。"金陵本绘燕子两枚，居上者飞翔，着意刻画尾部
平展呈"Ｖ字形"，在下者栖息状，仍突出尾部分叉。钱衙本重
绘，仅保留一只飞翔中的燕子，其下饰以桃花三数枚，所表现
的应该是晏殊"无可奈何花落去，似曾相识燕归来"的意境。

　　卷三十六木芙蓉，芙蓉本是荷花的专名，《离骚》"制芰
荷以为衣，集芙蓉以为裳"，王逸注："芙蓉，莲花也。"大约

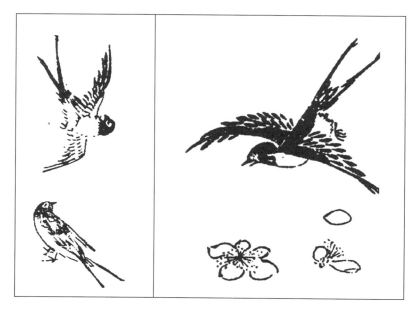

《本草纲目》金陵本、《本草纲目》钱衙本燕图

在唐代，也把一种陆生的锦葵科植物称为芙蓉。如王维《辛夷坞》诗云："木末芙蓉花，山中发红萼。"柳宗元《芙蓉亭》诗云："新亭俯朱槛，嘉木开芙蓉。"《全芳备祖》"木芙蓉"条引《成都记》云："孟后主于成都四十里罗城上种此花，每至秋，四十里皆如锦绣，高下相照，因名曰锦城。"同时人张立有《芙蓉花》诗咏其事："去年今日到成都，城上芙蓉锦绣舒。今日重来旧游处，此花憔悴不如初。"或许是为了与荷花相区别，其正式的名称是"木莲"或"木芙蓉"，如白居易《木芙蓉花下招客饮》诗云："晚凉思饮两三杯，召得江头酒客来。莫怕秋无伴醉物，水莲花尽木莲开。"徐铉《题殷舍人宅木芙蓉》诗云："怜君庭下木芙蓉，袅袅纤枝淡淡红。晓吐芳心零宿露，晚摇娇影媚清风。似含情态愁秋雨，暗减馨香借菊丛。默饮数杯应未称，不知歌管与谁同。"

木芙蓉是画家常见题材，从金陵本此图的构图技巧来看，图绘者显然没有绘画基础。钱衙本重绘，没有采纳原本的构图，改为木芙蓉折枝，所绘花叶皆接近真实，图右下方略有水波，表示临水而生，此亦文人画之习惯。如《长物志》卷二云："芙蓉宜植池岸，临水为佳，若他处植之，绝无丰致。"

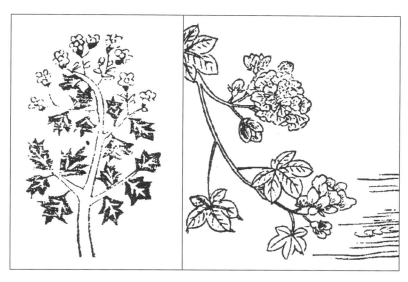

《本草纲目》金陵本、《本草纲目》钱衙本木芙蓉图

　　卷四十四鲦鱼，集解项李时珍说："鲦，生江湖中小鱼也。长仅数寸，形狭而扁，状如柳叶，鳞细而整，洁白可爱，性好群游。"此即鲤科白条鱼，此鱼为常见小型淡水鱼类，分布广泛，多以藻类为食。金陵本所绘，基本写实。钱衙本重绘，仅一条鱼，增加一枝水藻。按，钱衙本增加水藻，似不完全出于美化画面之目的。据《庄子·秋水》，庄子与惠子在濠梁之上辩论鱼乐，所谈论的即是"儵鱼"（鲦鱼），而"濠梁观鱼"之类的图画题材，往往都以水藻、荇菜、落花等植物作为配饰，以增加鱼的游动感，从而表现"鱼乐"——如宋人刘寀《落花

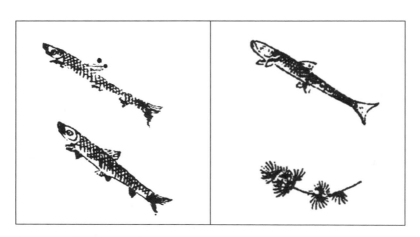

《本草纲目》江西本、《本草纲目》钱衙本鲦鱼图

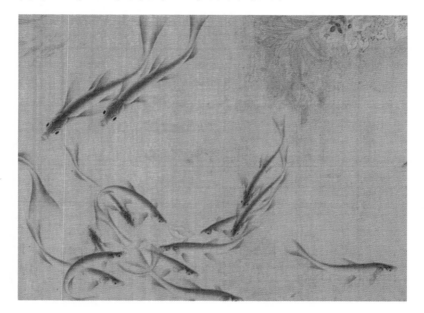

宋刘寀《落花游鱼图》局部

一群鲦鱼戏落入水中的桃花，逸游自恣，"鱼乐"无穷。

游鱼图》之起手一段，即是一群鲦鱼戏落入水中的桃花——钱衙本此处的处理大约也是出于同样的考虑。

2）张绍棠本的图绘特点

张本的图绘者许燮年也是一位画家，如果不考虑版刻的精粗，图绘功力似在陆喆之上，所绘《本草纲目》图例继承陆喆的"文人意象"，又有所发挥。

卷十九石菖蒲，钱衙本等皆绘菖蒲"生于水石之间"的样子，以与石菖蒲相贴切，张本则改为精致盆栽，反映明清文人莳种菖蒲的雅尚。

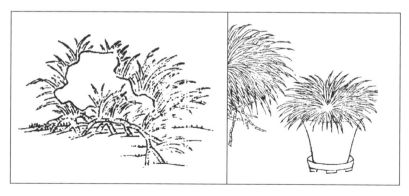

《本草纲目》钱衙本、《本草纲目》张本石菖蒲图

　　卷四十九凤凰，钱衙本凤凰立石上；张本不依钱衙本，另行构图，栖息背景改为梧桐树，此则"凤凰非梧桐不栖"之意。

　　张本对钱衙本图例的修饰，偶然也有画蛇添足之处，如卷九水银，据陶弘景说，水银有天然来源和烧丹而成者，《本草纲目》集解项引胡演《丹药秘诀》之"取砂汞法"，对抽砂炼汞述之尤详："用瓷瓶盛朱砂，不拘多少，以纸封口，香汤煮一伏时，取入水火鼎内，炭塞口，铁盘盖定。凿地一孔，放碗一个盛水，连盘覆鼎于碗上，盐泥固缝，周围加之煅之，待冷

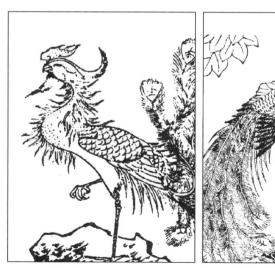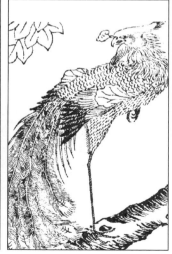

《本草纲目》钱衙本、《本草纲目》张本凤凰图

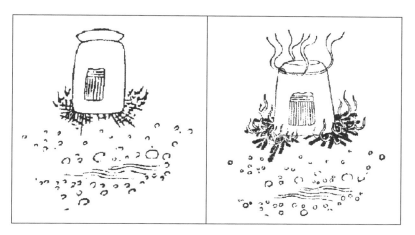

《本草纲目》钱衙本、《本草纲目》张本水银图

取出，汞自流入碗矣。"金陵本构图明显受《证类本草》影响，其下波纹代表流出的水银；钱衙本基本同于金陵本，细节稍有不同；张本由钱衙本改绘，在炉顶部铁盘处添几缕青烟，实属画蛇添足。若烧炼中密闭不严，有轻烟从上逸出，水银升华，下面的水盘就无所收获了。

4. 本草写实图像中的文化因素

写实图像客观真实地描摹物象的外在形态，图绘者的图绘水平决定图绘的逼真程度，有时文化风俗也影响图绘。略举数例。

  《本草纲目》卷二十九载天师栗，集解项李时珍说："按宋祁《益州方物记》云：天师栗，惟西蜀青城山中有之，他处无有也。云张天师学道于此所遗，故名。似栗而味美，惟独房若橡为异耳。今武当山所卖娑罗子，恐即此物也。"根据《本草纲目拾遗》，此物一名娑罗子，引《宸垣识略》云："娑罗花苞大如拳，叶如枇杷，凡二十余叶相沓捧，苞类桐花，一簇三十余朵，经月方谢。"此即七叶树科植物七叶树，此树为掌状复叶，共5—7片小叶。金陵本的图绘者显然没有见过真实物种，所绘乃是以意为之者，果实按照描述绘作橡实样；钱本重绘，依金陵本提供的枝叶果实情况，敷衍成大树，而以道教人物张天师为主图，旨在强调"天师"。

  狐狸是常见物种，《本草经集注》云："江东无狐，皆出北方及益州间。形似狸而黄，亦善能为魅。"《新修本草》批评说："鼻尖似小狗，惟大尾，全不似狸。"《证类本草》引"唐本余"云："狐鼻尖似狗而黄长，惟尾大，善为魅。"《本草纲目》集解项论说较详："狐，南北皆有之，北方最多。有黄、黑、白三种，白色者尤稀。尾有白钱文者亦佳。日伏于穴，夜出窃食。声如婴儿，气极臊烈。毛皮可为裘，其毛纯

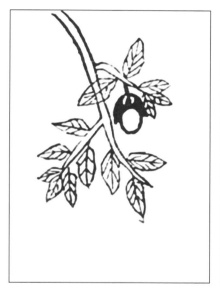
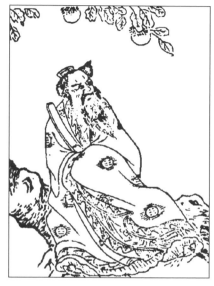

《本草纲目》金陵本天师栗图　　　《本草纲目》钱衙本天师栗图

白，谓之狐白。"根据诸书描述狐的形态，结合其分布情况，所指称的应该就是犬科动物赤狐之类，与今天所言"狐狸"的概念基本一致。但观察《证类本草》所绘狐图，尾部却有九条环纹，真实狐狸的尾巴显然没有环纹，故《绍兴本草》改绘，突出"大尾"的特征，而删去尾部的环节，《本草品汇精要》图例非常逼真，乃至尾尖毛色的不同都仔细表现出来。推究起来，《证类本草》所绘九条环纹并不依据真实物种，而是文化观念的折射。

　　九尾狐的传说古已有之,《山海经·南山经》说:"(青丘之山)有兽焉,其状如狐而九尾,其音如婴儿,能食人,食者不蛊。"《山海经·大荒东经》云:"青丘之国,有狐九尾。"《山海经·海外东经》云:"青丘国在其北,其狐四足九尾。"这种九尾狐在汉代石刻图案中颇为常见,只是一般都表现为九条尾巴;或许是为了缩短与真实物种的差距,《证类本草》图例将其改造为九节尾巴。如果进一步追寻,可以看到,《本草纲目》各本及《三才图会》的狐狸图例,都继承了《证类本草》的表现方法,但图绘者皆不了解原图的寓意,而有各种奇怪的修改。

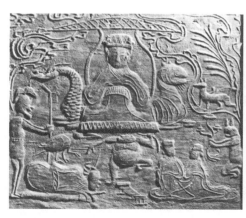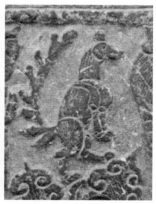

四川省博物院藏东汉西王母画像砖(左)、滕州汉画像石馆藏东汉画像石之九尾狐(右)

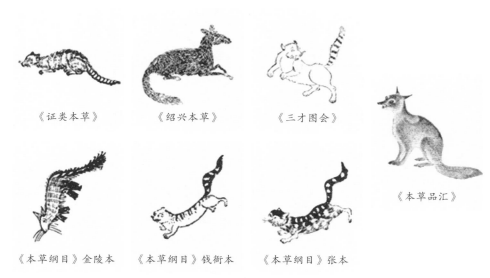

《证类本草》　　　《绍兴本草》　　　《三才图会》

《本草品汇》

《本草纲目》金陵本　　《本草纲目》钱衙本　　《本草纲目》张本

各类草本图中狐图

　　实物写生也有绝对与相对，其中仍蕴含文化因素。是《本草品汇精要》及《本草纲目》金陵本、钱衙本、张本的狮子图，前者显然是真实物种写生，后者所依凭的乃是各类"狮形物"，如金陵本、钱衙本取材于石狮，而张本造型接近舞狮。按，狮子为《本草纲目》新增，李时珍说："狮子出西域诸国，状如虎而小，黄色，亦如金色猱狗，而头大尾长。亦有青色者，铜头铁额，钩爪锯牙，弭耳昂鼻，目光如电，声吼如雷。有耏髵，牝者尾上茸毛大如斗，日走五百里，为毛虫之长。怒则威在齿，

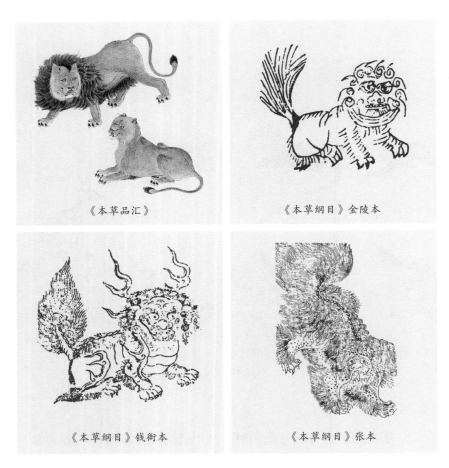

《本草品汇》 《本草纲目》金陵本

《本草纲目》钱衙本 《本草纲目》张本

各类本草书中狮子图

喜则威在尾。每一吼则百兽辟易，马皆溺血。"狮子原产非洲，明清通过进贡偶有一二，但非外间所易睹见，《本草纲目》的描述即杂有传闻夸张的成分。宫廷画师有条件观察狮子的真容，故能惟妙惟肖；《本草纲目》的几位图绘者没有见过真实物种，只能通过已经夸张变形的狮子器物间接"写生"。

　　真实物种图例的精粗，固然取决于图绘者的技术和洞察力，除了这两项以外，文化因素以及源于文本的某些信息，也会干扰图绘者，使图像偏离真实。可以伏翼为例，伏翼别名蝙蝠，是翼手目动物的通称，一般以蝙蝠科伏翼、东方蝙蝠较为常见。蝙蝠为常见动物，造型简单，容易刻画，如《证类

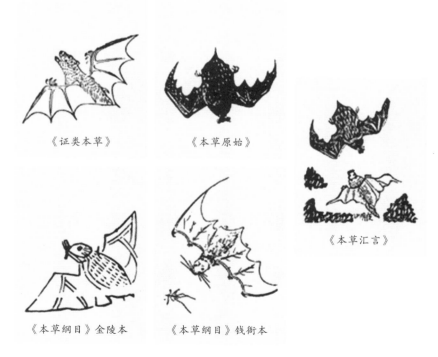

《证类本草》　　　　《本草原始》

《本草汇言》

《本草纲目》金陵本　　《本草纲目》钱衙本

各类本草书中伏翼图

本草》所绘并无大谬；而《本草原始》的图例，则受吉祥图案的影响；《本草汇言》更在《本草原始》图案基础上添绘一枚阳刻的蝙蝠，与之呼应，形成"阴阳和合"的状态；金陵本所绘，基本满足《本草纲目》"足尾与薄肉翅连合如一"的特点，或许是过于强调"似鼠"，较《证类本草》等增加鼠须，反而变成蛇足；钱本重绘，添绘蚊蚋一枚，图中伏翼飞膜展开，滑翔捕食状，鼠须更加明显。

结语：作为箭垛的《本草纲目》

　　《本草纲目》成书以后，随着中外交流增多，不仅推进东洋汉方医学的发展，也进入西洋学者的视野，成为他们了解神秘东方的重要文献。20世纪初的中西医论争，因为药物研究先行一步，激进主义者虽提出"废医"，仍同意"存药"。21世纪以来，中国现代化进程加速，传统文化渐行渐远，《本草纲目》再次成为焦点，所谓"誉满天下谤亦随之"，有关评价明显撕裂，除了奉为传统医药宝库的主流言论以外，也有将其目为巫术迷信渊薮的不同声音。如何全面评价《本草纲目》，兹事体大，非戋戋小书所能胜任，不妨作为开放性话题留给读者诸君。

16世纪的"百科全书"

　　《本草纲目》明末传入日本，对江户时代本草学术的形成有重大贡献，并与兰学（日本江户时代主要从荷兰传入的西方科技文化被称作"兰学"）交融，为日本近代生物学奠定基础，19世纪末 20 世纪初又通过留东学者反哺神州学术。

《本草纲目》在东洋是汉方医学的宝典，在西洋则是博物性质的百科全书。此书大约在 18 世纪传入欧洲，通过西方汉学家和在华欧美人士的翻译介绍，引起相关学者的重视（参见郑金生、张志斌《本草纲目导读》）。

在谈到《本草纲目》西传历史时，不能不提到该书对英国生物学家达尔文（1809—1882）的影响。据潘吉星先生研究，达尔文在奠定进化论，论证人工选择原理的过程中，参阅了各国科技文献，也从中国著作中发掘了不少有益资料。他在《物种起源》（1859）、《动物与植物在家养下的变异》（1868）、《人的由来和性选择》（1871）等书中，十几次引用并赞赏一部 "Ancient Chinese Encyclopedia"（古代中国百科全书）。据潘先生考证，这部书就是《本草纲目》。

达尔文在《动物与植物在家养下的变异》中谈到鸡的变种时指出："倍契先生告诉我……在 1596 年出版的《中国百科全书》曾经提到过 7 个鸡品种，包括我们称为跳鸡即爬鸡的，以及具有黑羽、黑骨和黑肉的鸡，其实这些材料还是从更古老

的典籍中搜集得来的。"检
《本草纲目》卷四十八禽部
"鸡"条，确实有同样内容，
李时珍列举七种鸡后，在乌
骨鸡的发明项说："乌骨鸡，
有白毛乌骨者，黑毛乌骨
者，斑毛乌骨者，有骨肉俱
乌者，肉白骨乌者；但观鸡
舌黑者，则肉骨俱乌，入药
更良。"

　　《本草纲目》在"金鱼"
条集解项说："金鱼有鲤、
鲫、鳅、鳖数种，鳅、鳖尤
难得，独金鲫耐久，前古罕
知。惟《北户录》云：出邛
婆塞江，脑中有金。盖亦讹
传。《述异记》载，晋桓冲
游庐山，见湖中有赤鳞鱼。

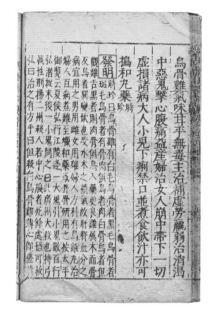

《本草纲目》乌骨鸡条发明项

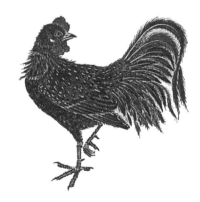

《本草品汇精要》乌雄鸡图

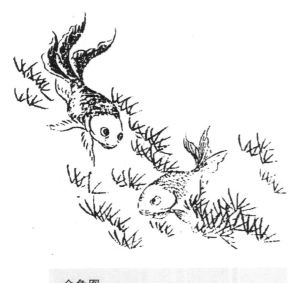

金鱼图

《本草简明图说》

即此也。自宋始有畜者，今则处处人家养玩矣。"达尔文在《动物和植物在家养下的变异》中也辗转引录这条材料，作为金鱼驯养的证据。

在现代西方世界，了解《本草纲目》的一般民众虽然极少，但研究中国科技史的专家仍然对此书极为重视。只要研究中国医药史，《本草纲目》都是无法绕开的话题。英国剑桥的鲁桂珍博士曾发表《中国最伟大的博物学家李时珍小传》（1966）。李约瑟则在他的《中国科学技术史》中对李时珍与《本草纲目》皆有极高的评价。李约瑟说"明代最伟大的科学成就即《本草纲目》，是为本草系列著作的巅峰。"又说："李时珍作为科学家，达到了同伽里略、维萨里的科学活动隔绝的任何人所能达到的最高水平。"并认为："中国博物学家中无冕之王李时珍写的《本草纲目》，至今这部伟大著作仍然是研究中国文化史的化学史和其他各门科学史的一个取之不尽的知识源泉。"

本草学与现代中药学

本草属于传统学问，其向现代中药学科的发展转型中，麻黄是一味标志性的药物。1888 年日本学者长井长义从中国产的麻黄中分得麻黄碱，认为是麻黄的主要有效成分。后来久保田晴光在 1913 年也对麻黄碱的药理活性进行深入研究，发现麻黄碱有类似于肾上腺素的拟交感神经作用，但久保田的论文用日文发表，没有引起重视；十年以后，北京协和医学院的药理学家陈克恢、药物化学家赵承嘏、生药学家伊博恩在 1923 年再度开启麻黄的研究，用麻黄中分得的麻黄碱进行药理实验，以英文报告了麻黄碱的拟交感作用，结论与久保田晴光的研究一致。论文受到广泛关注，一时间世界范围内有关麻黄的生药学、化学、药

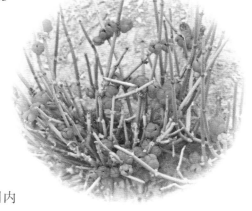

麻黄植物实景图

理学研究论文上千篇，形成一定程度的"麻黄热"。

19 世纪 20 年代，陈克恢博士报告麻黄碱药理活性，这是中药现代研究的发端，不容小视。一份民国年间民成化学制药厂生产的盐酸麻黄素注射剂及片剂的说明书专门提到："本品乃自著名国产良药麻黄中提制而成。考之古，每用麻黄为发汗治咳之剂，前年，陈允甫博士阐明本品之化学的性状成分后，知本品具有兴奋交感神经之作用，与肾上腺素之功用相似，而效力较胜。"此事件的影响可见一斑。

古老文献记载的药效通过化学、药理等"科学"手段得

民成化学制药厂盐酸麻黄素说明书

到验证，大大增强国人对传统本草的信心。麻黄以外，如常山截疟、大黄泻下、黄连治痢等传统功效，先后得到现代研究支持，这是中西医论争提出"废医存药"口号的根本理由，所谓"国药有效可存"，主要依据即在于此。"废止旧医案"终止以后，各地成立国医学校，基本采用中西合璧的教学体系，传统本草变身为中药学。1960 年全国统编教材《中药学》出版，广义的本草学术揭开新篇章。中药学作为一级学科，分化出许多分支学科，如中药资源学、中药栽培学、中药鉴定学、中药药理学、中药炮制学、中药制剂学、中药化学、临床中药学等，传统本草学则逐渐退隐幕后。

尽管如此，包括《本草纲目》在内的传统文献对现代研究仍然有指导意义。2015 年，中国科学家屠呦呦因青蒿素的发现获得诺贝尔生理学或医学奖，这一成果固然得益于葛洪《肘后备急方》的启示，而李时珍将"黄花蒿"从前代本草"青蒿"条目中剥离出来，也功不可没。

李时珍的局限性

涉及历史人物评价，需要"了解之同情"（陈寅恪语），片面

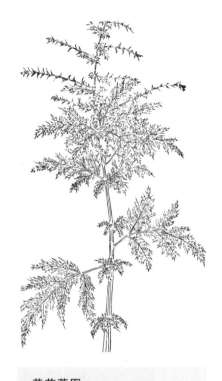

黄花蒿图

《植物名实图考》

拔高固不可取，攻其一点不及其余，也不是正确的批评态度。

晚近《本草纲目》成为箭垛，书中各种奇奇怪怪的治疗方法经常被批评者拈出作为笑料，比如：立春节气的雨水"夫妻各饮一杯，还房，当获时有子，神效"。在发明项还一本正经地引虞抟《医学正传》说："立春节雨水，其性始是春升发之气，故可以煮中气不足、清气不升之药。古方妇人无子，是日夫妇各饮一杯，还房有孕，亦取其资始发育万物之义也。"又，自经死绳主治"卒发狂颠，烧末，水服三指撮，陈蒲煮汁服亦佳"。发明项引张耒《明道杂志》云："蕲水一富家子，游倡宅，惊走仆于刑人尸上，大骇发狂。明医庞安常取绞死囚绳烧灰，和药与服，遂愈。"李时珍评论说："观此则古书所载冷僻之物，无不可用者，在遇圆机之士耳。"其内容之荒谬一目了然，而李时珍居然信以为真，确实令人瞠目结舌。

如本书第一篇所言，本草著作具有继承性，《本草纲目》中的这类巫术色彩浓厚的条目，主要采自《本草拾遗》。此书是唐代开元年间陈藏器针对《新修本草》拾遗补阙之作，可能是为了显示博洽，书中收录许多早已淘汰的"巫药"。宋代《开宝本草》《嘉祐本草》代表官方立场，对这类药物皆弃而不录，唐慎微始补入《证类本草》。

《本草拾遗》中不仅收载有立春雨水、自经死绳、寡妇床头尘土之类，更受诟病的是大量人部药物，如人血、人肉、人胆、天灵盖等，这一举动在唐代即引起伦理学争论。《册府元龟》卷一百四十记长庆元年"河阳奏百姓刘士约母疾，割股肉以奉母，请表门闾，从之"。议者以为，神农所记，未尝言人之肌肤可以愈疾，"及开元末有明州域山里人陈藏器著《本草拾遗》云人肌主赢疾，自后闾阎相效自残，往往而有"。

李时珍则特别推崇《本草拾遗》，在《本草纲目》卷一《历代诸家本草》中表扬陈藏器"博极群书，精核物类，订绳谬误，搜罗幽隐，自本草以来，一人而已"，感叹"肤谫之士不察其该详，惟诮其僻怪"。"人肉"条又为其辩护说："陈氏之先已有割股割肝者矣，而归咎陈氏，所以罪其笔之于书，而不立言以破惑也。"

其实，巫与医在唐代已经分为两途，陈藏器一味好奇，条目不免泛滥。李时珍看重《本草拾遗》，乃与明代好奇尚诞的风气有关，打着"不厌详悉"的旗号，将早已淘汰的巫药照单

《本草纲目》书影

全收，看似详赡，终于沦为后世的话柄。

认识李时珍的局限性，更有利于本草学术的继承和发展。郭沫若 1963 年 12 月参观湖北省博物馆后再次为李时珍题词，正可以借用为本书的结语："李时珍是伟大的自然科学家，他在药物学中尤其有特出的成就。他的《本草纲目》记载药物近两千种，具有总结性与创造特色，使中国医术得以推进，人民健康有所保障。他已被公认为世界第一流科学家中一位显著的人物，当永远向他学习。"

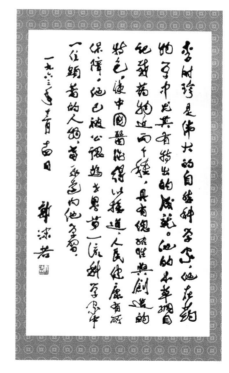

1963 年 12 月，郭沫若参观湖北省博物馆后再次为李时珍题词

后　记

　　对中国文化稍有熟悉的朋友而言，李时珍和《本草纲目》可算耳熟能详，但真正打开书本认真翻阅者可能寥寥无几。其实也很正常，现代药物学是一门工科学问，古代本草虽然含有许多人文成分，但本质上仍服务于临床治疗，故其知识范式之根本依然属于自然学科，对学科以外的人来说，《本草纲目》不啻天书。

　　感谢雪飞总约我编写《〈本草纲目〉通识》，虽然"愉快地接受邀请"，内心仍有许多惶恐。毕竟古代本草是一个完整的学科体系，把《本草纲目》单独抽提出来，读者难明前因后果。考虑再三，决定以本草通识为先导，然后再具体介绍《本草纲目》。

　　坊间关于李时珍和《本草纲目》的书甚多，深浅不一，也有几本标题为"导读"的著作。本书写作，重点剖析《本草纲目》的文献结构，以此为线索，把李时珍的生平、写作动机、贡献与不足等项串连起来，是"通识"，也更像"导读"。这样做的好处是，便于读者通过《本草纲目》的框架结构，厘清李时珍的学术理路，对本草脉络有大致了解，或许可以收到事半功倍的效果。

　　客观而言，对从事传统医药行业以外的读者，《本草纲目》并不是必读之书，希望读者通过这本戋戋的《〈本草纲目〉通识》，知本草之大略，如果有特别研究需要，亦可根据小书提供的线索，迅速在原文献中找到答案。最后，感谢周天老师精心编辑，感谢张志斌、赵中振、梅全喜、鲍燕老师赐下部分图片，令小书增色。

王家葵

癸卯又二月廿日于成都